Lucie Marcotte

Respirer
pour être en paix

 Éditions Terre Nouvelle

Respirer pour être en paix

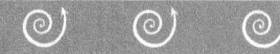

Respirer pour être en paix !

...un petit livre remplis d'exercices simples, efficaces, gratuits et accessible à tous pour favoriser l'harmonie, l'unité et la paix intérieure, l'élévation de conscience et une bonne santé globale !

Respirer, relaxer, s'apaiser, méditer, élever la conscience
s'auto-harmoniser, s'auto-guérir, se régénérer
Respirer... un cadeau de la Vie
vers l'harmonie, l'unité et la paix intérieure

Ce livre rassemble 54 exercices de respiration qui favorisent...
- l'enracinement, le centrage, l'alignement
- l'harmonisation des émotions
- le repos, la revitalisation, la régénération
- la cohérence cardiaque
- le nettoyage et l'harmonisation des chakras, du corps physique et des corps subtils.

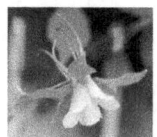

Ces exercices sont proposés pour participer ou accompagner la reconnaissance de notre potentiel normal et naturel d'auto-harmonisation, auto-guérison et régénération. Ils sont aussi proposés pour accompagner et faciliter le cheminement d'harmonie, unité et paix intérieures, et pour inviter à visiter notre corps avec conscience.

L'expérience de la respiration calme, régulière, rythmique peut aussi faciliter la méditation, les apprentissages, l'apaisement intérieur, l'apaisement du système nerveux, de plusieurs métabolisme du corps et du rythme cardiaque, l'élévation de conscience et de taux vibratoire, et l'épanouissement de notre potentiel de santé globale parfaite (physique, émotionnelle, mentale, psychique, spirituelle, énergétique).

Quelques informations sont ajoutées en complément sur le processus naturel de la respiration, son observation douce et consciente, et les bienfaits de la respiration sur la santé globale.

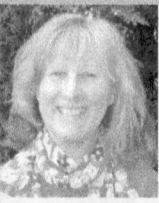

Lucie Marcotte
L'École de la Paix
Éditions Terre Nouvelle
www.luciemarcotte.com

9 781086 683103

Respirer pour être en paix

ÉDITIONS TERRE NOUVELLE
Lucie Marcotte - auteur
www.luciemarcotte.com
info@luciemarcotte.com

Conception graphique et mise en page
Lucie Marcotte

Publié au Québec, 2ième trimestre 2019

ISBN : 9781086683103

Catalogage avant publication de Bibliothèque et Archives nationales du Québec et Bibliothèque et Archives Canada

Titre: Respirer pour être en paix / Lucie Marcotte.
Noms: Marcotte, Lucie, 1958- auteur.
Description: Comprend des références bibliographiques et un index.
Identifiants: Canadiana 20190031387 | ISBN 9781086683103 (couverture souple)
Vedettes-matière: RVM: Exercices respiratoires. | RVM: Chakras.
Classification: LCC RA782 M37 2019 | CDD 613/.192—DC23

REMERCIEMENTS

Merci à mes guides et à la puissance d'Amour qui m'accompagnent, m'aident, m'enseignent et me guérissent au fil de mon cheminement.

Merci, merci et merci.

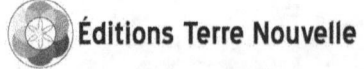

Éditions Terre Nouvelle

Table des matières

Table des matières

Chapitre 1

Respirer
pour être en paix

Respirer pour être en paix !

Respirer, c'est permettre au mouvement de la Vie de nourrir le corps physique et les corps subtils pour les remplir de lumière et d'énergie vitale.

Respirer favorise la concentration, l'attention, la circulation fluide de l'énergie, le calme et la paix intérieure. Respirer nous aide aussi à exprimer harmonieusement ce que nous sommes.

Le cycle naturel de la respiration

La respiration humaine actuelle a un cycle typique de 90-120 minutes. Pendant un cycle nous respirons surtout par la narine gauche, puis le cycle suivant nous respirons surtout par la narine droite et ainsi de suite alternativement. Ces cycles de respiration permettent de nourrir le corps et nettoyer tout l'organisme. Lors de la transition d'un cycle à l'autre, nous avons parfois le réflexe nous étirer et de nous réveiller!

Quand nous respirons par la narine droite, cela stimule davantage l'hémisphère gauche du cerveau et quand nous respirons par la narine gauche, c'est l'hémisphère droit du cerveau qui est davantage stimulé.

L'inspiration et l'expiration stimulent alternativement les systèmes nerveux autonome sympathique et parasympathique pour régulariser le fonctionnement du cœur, des muscles lisses et des glandes.

La respiration et les stimulations sensorielles

La profondeur, le rythme, la durée et l'intensité de la respiration varient aussi avec les stimulations sensorielles prédominantes dans les expériences que nous vivons, et avec les perceptions sensorielles qui découlent de notre façon de vivre ce que nous vivons.

Par exemple, la respiration peut être plus superficielle lorsque notre attention est principalement centrée sur ce que nous voyons, et elle s'approfondit graduellement lorsque nous portons également attention à ce que nous entendons et ce que nous ressentons.

Stimulation visuelle	Stimulation auditive	Stimulation kinesthésique
Respiration superficielle localisée au thorax	Respiration moyenne localisée au diaphragme	Respiration profonde localisée à l'abdomen
Rythme plus rapide	Rythme modéré	Rythme plus lent

Les approches de détente, de relaxation et de méditation proposent généralement de respirer calmement, profondément et à un rythme qui devient de plus en plus détendu. Cela nous aide à nous déposer plus calmement et à être plus conscient de ce qui se passe dans notre corps. Cela nous aide aussi à centrer notre attention au niveau de notre coeur. En respirant profondément et calmement, la respiration nourrit graduellement tous les accès sensoriels.

La respiration rythmique

Inspirer, expirer... Inspirer, expirer... Inspirer, expirer... C'est un mouvement de flux et de reflux comme il y en a dans tous les rythmes de l'univers.

Une respiration rythmique profonde apaise le corps et lui laisse le temps d'assimiler l'oxygène et l'énergie de vie (prana) qui sont présents dans l'air que nous respirons, et de les distribuer continuellement dans le corps physique et les corps subtils pour les nourrir et vivifier.

Lorsque le rythme est harmonieux, la respiration coule doucement dans un mouvement continu d'inspiration et d'expiration qui ressemble à une onde.

Lorsque l'attention est centrée dans le coeur, la respiration rythmique et profonde favorise la santé et l'apaisement du corps, des pensées et des émotions.

Des exemples de respirations rythmiques				
Rythme	**Inspire**	**Retient**	**Expire**	**Repos**
4-4	1-2-3-4		1-2-3-4	
4-4-4	1-2-3-4	1-2-3-4	1-2-3-4	
4-4-4	1-2-3-4		1-2-3-4	1-2-3-4
4-4-4-4	1-2-3-4	1-2-3-4	1-2-3-4	1-2-3-4

Respirer le prana

Le prana (sanskrit) est l'énergie de vie et de Lumière qui est présente dans l'air que nous inspirons. Partout où il y a de l'air, il y a du prana, mais il est présent en concentration plus élevée dans la nature où l'air est pur. Il est aussi appelée énergie universelle, le Chi (chinois), le Ki (japonais).

Tous les êtres vivants se nourrissent de prana car c'est une énergie nécessaire à la vie. Inconsciemment, nous nous alimentons en prana quotidiennement, par notre respiration et par le système énergétique du corps.

Il agit de façon holistique au niveau de la cellule, des organes, des systèmes, du corps physique et des corps énergétiques.

Il est visible sous formes de petites particules de lumière brillante qui sont pleines d'énergie et qui se déplacent très rapidement dans l'air et dans toutes les directions sans jamais se frapper.

Les petites particules de prana sont plus facilement visibles avec une respiration calme et détendue centrée dans le coeur, et le regard des yeux relaxé. Elles sont aussi plus faciles à voir en regardant vers le plafond ou le ciel lorsqu'il est tapissé de nuages blancs et légers.

Plus nous sommes dans un état d'harmonie, d'amour inconditionnel et de conscience élevée, plus nous respirons naturellement le prana qui est dans l'air... au point parfois d'en « oublier de manger sans pour autant ressentir la faim » parce que nous sommes nourris par cette énergie de vie et de Lumière. (attention, prenez soin du corps aussi, il est important pour votre vie sur la Terre).

Plus notre taux vibratoire augmente, moins nous ressentons le besoin de manger beaucoup de nourriture car nous sommes de plus en plus nourris par cette énergie de vie.

En s'élevant dans les dimensions d'énergies supérieures – harmonie, lumière, amour pur inconditionnel, paix intérieure – et lorsque les vibrations du corps s'élèvent dans les dimensions d'énergies supérieures, l'alimentation sera de plus en plus énergétique, et de moins en moins physique.

Se nourrir « de l'intérieur »
Nous pouvons aussi être nourris par l'énergie de vie venant de l'intérieur. La plupart des personnes ont déjà fait l'expérience à un moment ou un autre, d'être centré dans l'instant présent, et d'observer quelque chose avec tellement d'amour, que leur coeur s'ouvre et rayonne Amour et Lumière dans tout notre être, et que ce rayonnement s'agrandit autour de soi. Quand cela se produit, nous nous sentons « remplis » d'énergie de vie.

Mots-clés: énergie de lumière, énergie de vie, énergie universelle, lumière, prana, respiration, se nourrir de prana, système énergétique du corps

Essentielle à la vie, à la paix intérieure

La respiration est essentielle à la vie. Apprendre à accueillir l'état de paix de notre respiration nous aide à être et vivre dans un état de paix. Respirer en douceur ajoute de la douceur dans notre façon de vivre l'expérience de la vie!

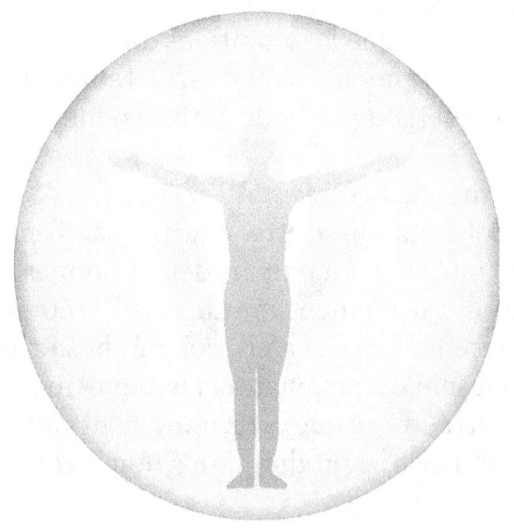

Chapitre 2

Le processus de la respiration

Le processus de la respiration

La respiration est le processus qui permet ...

- de capter l'oxygène de l'air inspiré (environ 21% d'oxygène dans l'air)

  L'oxygène est capté dans les alvéoles pulmonaires et distribué dans le sang et les globules rouges du sang, et dans les cellules du corps pour les oxygéner, et pour que l'oxygène puisse se combiner au carbone et à l'hydrogène provenant de l'alimentation, pour générer de la chaleur et l'énergie nécessaire à plusieurs métabolismes du corps

- et d'évacuer le gaz carbonique CO_2

  qui est libéré des cellules du corps et du plasma sanguin pulmonaire lors de l'expiration.

Le cycle de la respiration est aussi appelé ventilation pulmonaire. L'être humain adulte respire environ 12-20 fois par minute, et environ 23 000 fois par jour, en moyenne.

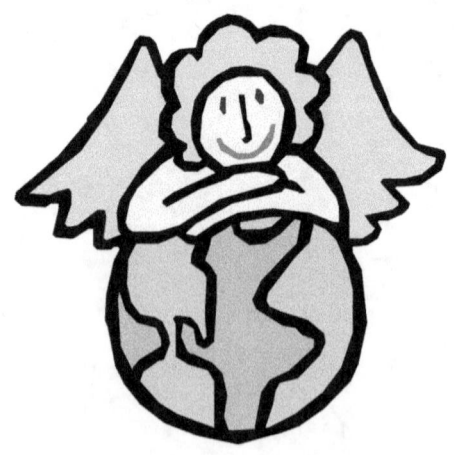

Les bienfaits de la respiration

La respiration apporte de nombreux bienfaits pour le corps physique et les corps subtils, pour l'équilibre émotionnel, l'apaisement du mental et du système nerveux.

Oxygénation et évacuation du gaz carbonique

La respiration permet de bien nourrir les cellules en amenant l'oxygène O_2 dans le sang, le cerveau et tout le corps, et de les nettoyer en libérant le gaz carbonique CO_2 dont le corps n'a plus besoin. Environ 20% de l'oxygène inspiré est utilisé par le cerveau,

Bonne circulation de l'énergie dans le corps

La respiration favorise une bonne circulation de l'énergie dans notre corps Elle permet aussi de bien nourrir et purifier les corps subtils.

Prendre conscience de la respiration peut nous aider à harmoniser plusieurs fonctions et états intérieurs. Observer la respiration aide aussi à ramener l'attention dans l'instant présent, à prendre conscience de la respiration pour nourrir et illuminer chaque cellule et espace de notre corps, Elle contribue au processus naturel d'auto-harmonisation et auto-guérison.

Détente, relaxation, revitalisation, régénération

Elle aide le corps physique et les corps subtils à relaxer, se revitaliser, et retrouver leurs mouvements naturels. Plus nous sommes dans un état détendu et relaxé, plus la respiration s'apaise et s'approfondit, et puisqu'ils sont intereliés, plus nous apaisons notre respiration, plus le corps, les pensées et les émotions s'apaisent graduellement.

Elle permet d'exprimer comment nous vivons ce que nous vivons.

Elle apporte également des bienfaits pour nous centrer dans le coeur, pour la reconnaissance, confiance et estime de soi. Elle favorise le calme intérieur, l'équilibre physique, psychique, pychologique, émotionnel, la clarté mentale, l'harmonie des hémisphères du cerveau, la cohérence cardiaque et l'expérience de communications et sentiments bienveillants.

La respiration est parfois plus superficielle, courte ou haletante lorsque nous sommes tendus mentalement, physiquement ou émotionnellement.

Plus nous sommes dans un état détendu et relaxé, plus la respiration s'apaise et s'approfondit, et puisqu'ils sont intereliés, plus nous apaisons notre respiration, plus le corps, les pensées et les émotions s'apaisent graduellement.

Les caractéristiques de la respiration

La **fréquence respiratoire** représente le nombre de respirations par minute. Elle est généralement de 14-20 respirations par minute pour un adulte au repos, et un peu plus pour les enfants.

L'**amplitude de la respiration** représente l'ampleur des mouvements du thorax lors de la respiration. Elle est typiquement qualifiée de superficielle, normale ou profonde.

Le **rythme respiratoire** représente la régularité des cycles d'inspiration et expirations.

La **qualité de la respiration** représente d'autres caractéristiques observables lors de l'inspiration et de l'expiration. La respiration normale est douce, régulière, rythmique et effectuée sans efforts. Elle est également silencieuse.

La **respiration, aussi appelée ventilation pulmonaire**, représente l'ensemble des cycles d'inspirations et expirations. Lorsque la respiration est plus lente, cela donne plus de temps pour une meilleure oxygénation et libération du gaz carbonique dans les poumons et dans les cellules. Cela favorise la vitalité.

La **capacité pulmonaire** représente le volume d'air qui peut être inspiré. Au cours d'une respiration normale, un adulte inspire environ 500 ml d'air. Ce volume est plus petit ou plus grand lors des respirations superficielle ou profonde respectivement. Lorsque la respiration est forcée, la capacité pulmonaire aussi appelée capacité vitale, peut aller jusqu'à 5 litres. Après l'expiration, il reste environ 1.5 litre d'air dans les poumons (ce volume est appelé le volume résiduel). La capacité pulmonaire peut être mesurée avec un spiromètre.

Respiration et digestion

Pendant les repas, la gratitude et la respiration calme et profonde contribue au processus de digestion et aide à libérer l'énergie contenue dans la nourriture.

Lorsque nous respirons calmement en étant centrés dans le coeur et présents à ce que nous mangeons, la digestion et la distribution des éléments nutritifs est plus efficace, facile et saine pour le corps.

Les pensées douces et joyeuses centrées dans le coeur, cinq minutes d'exercices d'étirement et de rire avant de manger, et un environnement calme et paisible favorisent aussi la digestion et une alimentation nourrissante pour le corps physique et les corps subtils.

Les bienfaits de la respiration pour le corps et l'énergie

La respiration est essentielle à la vie et elle apporte de nombreux bienfaits pour la santé globale. Les bienfaits reliés ou découlant de la respiration sont nombreux :

* essentielle à la vie sur Terre
* oxygéner, nourrir, purifier les cellules
* circulation de l'énergie de vie et de lumière dans le corps
* revitaliser, régénérer la bonne santé
* calme intérieur
* apaisement du système nerveux
* apaisement, harmonie et équilibre et harmonie physique, émotionnel, mental, psychologique, psychique, pychologique, spirituel... global
* reconnaissance, confiance et estime de soi
* harmonie des hémisphères du cerveau
* cohérence cardiaque
* contact et l'unité avec Soi, avec notre essence spirituelle
* paix intérieure
* processus naturel d'autoharmonisation et auto-guérison
* attention, concentration
* habiter consciemment notre corps
* prendre conscience du mouvement intérieur de l'air qui entre et sort, visiter le corps
* communication avec Soi et les Êtres de lumière
* perception de ce qui est subtil et invisible

Chapitre 3

La respiration naturelle et prendre conscience de son corps

Respiration naturelle et conscience du corps

En observant notre respiration, cela aide à se centrer. En respirant consciemment dans chacune de nos cellules, cela favorise l'harmonie et l'unité intérieure. En respirant lentement et profondément, avec des petits moments de repos entre les inspirations et les expirations, cela favorise :

- l'apaisement et l'harmonie intérieure

- l'évacuation de l'air vicié et l'oxygénation des cellules

- l'apport d'énergie vitale et lumineuse dans le corps

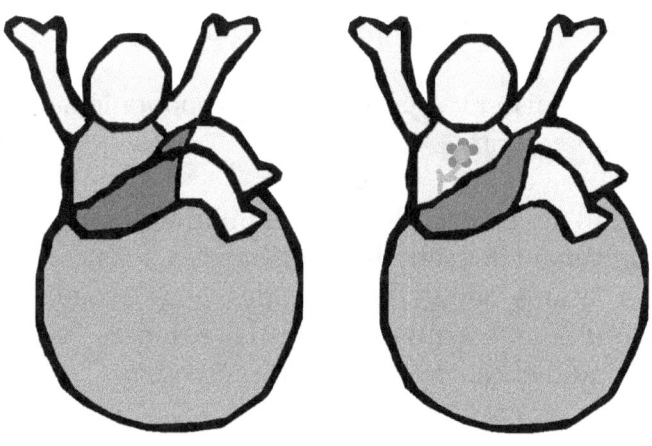

Observer la respiration naturelle et prendre conscience de son corps, au repos

Cet exercice invite à prendre contact avec notre respiration et notre corps lorsqu'il est au repos.

Lorsque vous êtes au repos...
- Observer votre corps.
- Que ressent votre corps?

- Observer votre respiration.
  (ampleur, profondeur, rythme, localisation)
- Observer votre corps lorsque vous respirez.

- Observer où va votre respiration, dans quelles parties de votre corps votre respiration circule-t-elle aisément, et où elle est temporairement moins fluide.
- Déposer une main sur le ventre, sous le nombril, et une main sur le thorax. Observer les mouvements de votre cage thoracique lorsque vous respirez.

- Observer la séquence des mouvements de votre corps au cours d'un cycle complet de respiration.

- Relaxer et laisser votre corps respirer spontanément, à son propre rythme.

Note - Au fil des étapes, observer les informations provenant des sens du corps (images, sons, sensations, odeurs, goûts) et des sens du cœur (intuition, ressenti du cœur, clairvoyance, clairaudience, etc.), si elles se présentent.

Observer la respiration naturelle
et prendre conscience de son corps, en mouvement

Cet exercice invite à prendre contact avec notre respiration et notre corps lorsqu'il est en mouvement.

Lorsque vous marchez lentement et consciemment...

• Observer les mouvements du corps.

• Observer chaque pas, un petit mouvement à la fois.

• Observer votre contact avec le sol à chaque pas.

• Observer la position et les mouvements de:
- votre tête
- vos épaules
- vos bras, coudes, poignets, mains
- des hanches, du bassin
- des jambes, genoux, chevilles, pieds
- de votre abdomen, organes qui s'y trouvent
- de votre thorax
- de votre respiration.

Observer ce qui accompagne ces prises de conscience, ce qui permet des changements et ce qui se libère de votre corps.

Si vous ressentez de l'inconfort après avoir fait cet exercice, il est temporaire et signe de transformations et libérations bénéfiques en vous.

Si désiré, refaire cet exercice à la fréquence qui vous convient. Observer les ouvertures dans votre posture, dans votre expérience de la vie, etc

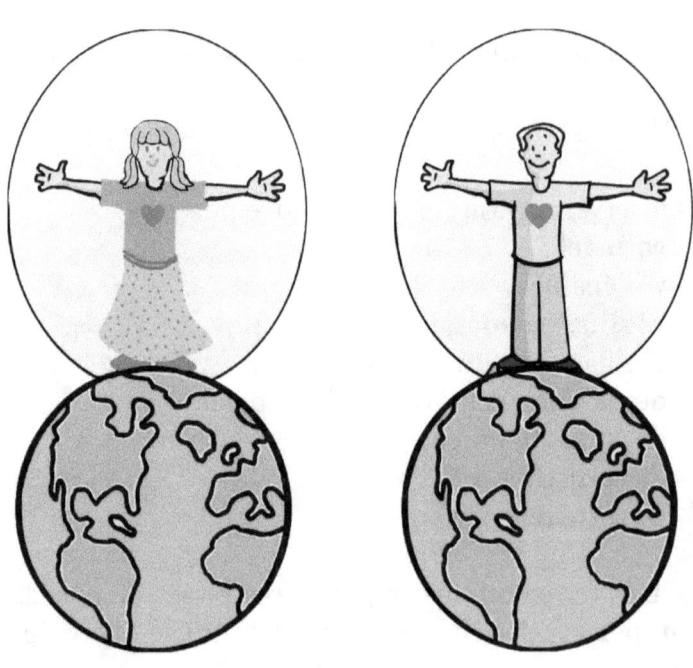

Chapitre 4

Respirations qui favorisent enracinement, centrage, alignement

Respiration abdominale

La respiration abdominale (aussi appelée diaphragmatique) sollicite le diaphragme qui est un muscle qui permet l'expansion et la contraction des poumons lors de l'inspiration et de l'expiration. Elle se manifeste extérieurement par le mouvement de l'abdomen.

La respiration abdominale stimule le système nerveux autonome parasympathique qui augmente l'activité du système digestif, diminue les rythmes respiratoires et cardiaques et la pression artérielle, et favorise la détente musculaire. Elle est naturellement lente et profonde pour bien remplir et vider les poumons et apporter une bonne oxygénation et libération du gaz carbonique.

Cet exercice favorise une respiration calme et profonde. Pour illustrer cette respiration, imaginer un verre d'eau. Quand nous le remplissons d'eau, il se remplit d'en bas jusqu'en haut et quand nous le vidons, il se vide d'en haut jusqu'au fond. C'est le même scénario pour cette respiration qui nourrit tout le corps.

De plus, la respiration abdominale offre au corps un massage particulièrement bénéfique : à l'inspiration, le diaphragme s'abaisse et masse les organes inférieurs du corps, et à l'expiration, le diaphragme s'élève et masse les poumons et le cœur.

En position couchée
- Se coucher à terre à plat ventre
- Mettre les mains sous le front
- Inspirer jusque dans le bas du corps et continuer

d'inspirer pour remplir les poumons
- Expirer en vidant les poumons puis le bas du corps.

En position assise ou lotus, le dos droit

- Respirer normalement et observez votre respiration
- Si désiré, poser une main sur le bas sur le ventre (au hara - 2 doigts sous le nombril) et l'autre sur votre poitrine afin de bien sentir leurs mouvements.
- Inspirer lentement par le nez en gonflant d'abord le ventre puis remplir les poumons
- Expirer par la bouche en vidant les poumons puis le ventre, comme s'il voulait rejoindre la colonne vertébrale
- Répéter à plusieurs reprises.

Avec la pratique...

- Laisser venir une image, son, sensation paisible et relaxante
- Expirer au moins aussi lentement que vous inspirez afin de favoriser un état de relaxation
- Détender les muscles du visage, des épaules, de l'abdomen et de l'ensemble de votre corps
- Répéter et ralentir graduellement le rythme de votre respiration.

Respiration thoracique

La respiration thoracique (aussi appelée costale) sollicite les muscles intercostaux et autres muscles. Elle se manifeste extérieurement par le mouvement du thorax qui s'élève lors de l'inspiration et s'abaisse lors de l'expiration.

Cette respiration aide à dégager la pression au niveau du cœur, rafraîchit la circulation sanguine sur le foie, la rate et l'estomac, et renforce le système lymphatique. Elle permet l'oxygénation des poumons et du haut de la cage thoracique, et favorise la souplesse et l'élasticité de la cage thoracique.

En position assise ou lotus, le dos droit
Étape 1

- Respirer normalement et observez votre respiration
- Inspirer par le nez en laissant l'air entrer dans les poumons et écarter graduellement les côtes
- Expirer par le nez en laissant l'air sortir des poumons en resserrant les côtes.

Étape 2

- Inspirer par le nez en laissant l'air qui entre dans les poumons gonfler graduellement le haut de la cage thoracique et soulever légèrement les clavicules (faire sans efforts)
- Expirer par le nez en laissant l'air sortir du haut de la cage thoracique puis vider les poumons.

Respiration complète

La respiration complète favorise l'équilibre et le centrage, dans un cycle continu de trois phases.

En position assise ou debout, le dos droit,
Étape 1 - La phase abdominale masse et régularise les organes internes. Elle est reliée à l'instinct.

- Inspirer en soulevant le ventre
- Expirer en rentrant le ventre

Étape 2 - La phase costale agit sur l'élasticité de la cage thoracique, elle masse le cœur, favorise une bonne ventilation des poumons et amène le calme émotionnel.

- Inspirer en écartant les côtes
- Expirer en resserrant les côtes

Étape 3 - La phase claviculaire harmonise la respiration. Elle aide à clarifier les idées et le mental.

- Inspirer en soulevant le haut de la cage thoracique sans soulever les épaules
- Expirer en la laissant redescendre et en laissant aller les tensions .

Intégration des 3 étapes
- Inspirer en soulevant le ventre, écartant les côtes et soulevant la cage thoracique
- Expirer en laissant redescendre la cage thoracique, resserrant les côtes et rentrant le ventre.

Respiration du diaphragme

La respiration du diaphragme favorise l'équilibre du côté gauche et du côté droit du corps (énergie féminine yin et énergie masculine yang), du haut et du bas du corps, de notre énergie physique en harmonie avec notre énergie spirituelle et physique

La pratique contribue à un état plus ancré, présent, et aligné avec notre unité d'être. C'est une respiration simultanée du haut et du bas du corps, du ventre (bas), des poumons (haut) et du diaphragme (au centre).

En position assise ou debout, le dos droit,

- Respirer avec l'attention centrée au niveau du diaphragme (muscle qui sépare la cavité abdominale et la cavité thoracique). Centrer l'attention entre le plexus solaire et le chakra du coeur.

Pour faciliter cela, vous pouvez aussi placer vos mains au vis-à-vis chacun des reins (qui sont situés plus vers le dos du corps et un peu en-dessous du diaphragme) et inspirer en imaginant que la région des reins gonfle aussi à chaque inspiration. En faisant cela, le ventre et les poumons se gonflent en même temps.

Respirations... enracinement, centrage, alignement

Respiration solaire

La respiration solaire favorise l'équilibre, le centrage, et la circulation de l'énergie dans le corps entier. Elle se fait en utilisant les bras dans un mouvement qui suit la respiration, dans un cycle continu de trois phases.

En position assise ou debout, le dos droit,
- Respirer normalement et amener l'attention au niveau du coeur

Étape 1
- Déposer vos mains sur votre ventre et visualiser un grand soleil de lumière dorée situé au-dessus de votre tête, et qui vous enveloppe de son rayonnement bienfaisant

- Inspirer doucement en soulevant le ventre et élever les mains du ventre jusqu'au dessus de la tête pour former un cercle (soleil), avec les paumes orientées vers la terre

Étape 2
- Retenir la respiration quelques secondes, naturellement et sans forcer

Étape 3
- Retourner les paumes vers l'extérieur et expirer en rentrant le ventre et en laissant l'énergie circuler dans le corps entier.

- Refaire le cycle trois fois avec un rythme 3-3-3

Respiration de l'étoile
Cette respiration favorise la conscience du corps, l'équilibre et l'alignement terre-cœur-ciel.

En position assise ou lotus, le dos droit :
- Respirer normalement
- Observer votre respiration
- Respirer en amenant l'attention au niveau du coeur

En conservant l'attention centrée dans le coeur
- Respirer en amenant votre conscience jusqu'au bout des pieds

- Respirer en amenant votre conscience jusqu'au bout des doigts

- Respirer en amenant votre conscience jusqu'au sommet de la tête, puis jusqu'au bout des cheveux.

- Répéter le cycle trois fois.

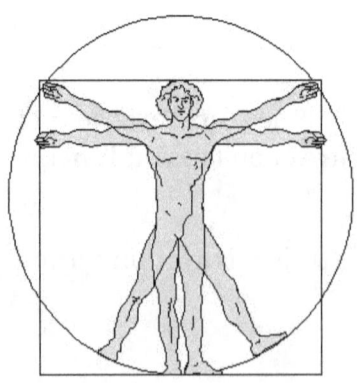

Respirations... enracinement, centrage, alignement

Respiration alternée 4-4-4
Cette respiration favorise l'équilibre des hémisphères du cerveau et la conscience du corps.

En position assise ou lotus, le dos droit
*   Respirernormalement
*   Observer votre respiration
*   Respirer en amenant l'attention au niveau du coeur

En conservant l'attention centrée dans le coeur
*   Placer l'index de la main droite entre les sourcils à la racine du nez. Le majeur se trouve du côté de la narine gauche et le pouce du côté de la narine droite

*   Avec la pression du majeur, boucher la narine gauche par l'extérieur

*   Inspirer la Lumière par la narine droite en comptant 4 temps

*   Boucher les deux narines et retenir le souffle en comptant 4 temps

*   Expirer la Lumière par la narine gauche en comptant 4 temps

*   Refaire ce cycle plusieurs fois en alternant avec la narine droite et la narine gauche.

Respiration « SO HAM » « Je Suis »

« SO HAM » est une expression en langage sanskrit qui signifie « Je Suis–Divinité- Conscience ». Cette respiration favorise le centrage dans le cœur et l'alignement avec la véritable identité. La répétition du mantra « SO HAM » apaise le mental et favorise la reconnaissance, l'estime et la confiance en soi.

En position assise ou lotus, le dos droit
- Respirer normalement
- Observer votre respiration
- Respirer en amenant l'attention au niveau du coeur
- Inspirer « SO » et expirez « HAM »

Respirations des cinq souffles tibétains

Les respirations des cinq souffles tibétains favorisent une bonne circulation de l'énergie dans tous les méridiens du corps, l'harmonie des organes internes et de l'état de santé global. Issues des traditions de Chi Gong, un son, un mouvement physique et la visualisation d'une couleur favorisent l'action d'harmonisation de chaque souffle.

En position assise ou lotus, le dos droit
et en étant centré dans le coeur...
- Inspirer et expirer successivement les cinq souffles
  en faisant le son de chaque souffle, en conservant la
  concentration sur l'organe associé au souffle, et dans la
  position ou en faisant les mouvements du souffle.

- Avec la pratique, visualiser aussi la couleur du souffle.

Respirations... enracinement, centrage, alignement

Souffle	Couleur	Son	Son du souffle	Concentration	Position
Foie	Vert	U	oeuhhh (bouche ouverte comme pour faire de la buée dans les vitres)	yeux	
Reins	Noir	I	fssssh (bec pincé pour imiter le bruit d'un jet d'eau)	périnée	
Poumons	Blanc	E É	sssh (soupir)	narine	
Coeur	Rouge	A	hrrre ou oaaahhh (rugissement)	milieu de la tête	paumes vers le sol, monter les mains sur le milieu de la tête avec les paumes face à face, et retourner les paumes vers le ciel
Rate Pancréas Estomac	Jaune	OU	ououou (vent qui souffle)	milieu du corps	

Respiration du moment présent

La respiration du moment présent invite à centrer notre attention dans l'instant présent en étant centré dans le coeur. Elle propose aussi un processus de recentrage et d'être dans un état intérieur d'amour, compassion, etc.

En position assise ou lotus, le dos droit

- Respirer normalement
- Observer votre respiration
- Amener l'attention au niveau du cœur et respirer profondément

- En conservant l'attention centrée au niveau du cœur, inspirer amour et expirez amour

- Ressentir d'être dans un état d'Amour, compassion, etc.

- Allonger les bras devant le corps ou par l'intention du coeur, ramener et recentrez vos corps d'énergie ou les laisser respirer jusqu'à vous sentir parfaitement bien centré dans votre espace et dans l'instant présent, ici et maintenant

- Ramener les mains sur le plexus solaire

- Respirer calmement dans cet état de présence

- Ressentir et rayonner de la gratitude

Respiration d'ancrage

Cette respiration utilise le son de la voix et le son d'un tambour pour guider le rythme.

Le premier son permet de s'enraciner les deux pieds sur Terre. Le deuxième son permet à notre puissance créative de s'exprimer dans la joie. Les trois autres sons nous permettent d'affirmer notre puissance personnelle, de dire « oui » à la vie avec conviction et de dire « non » à la peur et à ce qui ne nous convient pas.

• Prendre trois grandes respirations en inspirant par le nez et en expirant par la bouche
• Amener l'attention au niveau de ton cœur
• Continuer de respirer calmement

La personne qui a le tambour joue un rythme régulier et calme 1... 2... 3... 4...
• Synchroniser la respiration avec le rythme du tambour Inspire 1... Retiens 2... 3... Expire 4...

• Continuer de respirer
    Inspire 1... Retiens 2... 3... et Expire 4
    en faisant un des six sons suivants, un à la fois.

Son no.1 : aaaaa
Utiliser une voix grave et expulsez le son en le poussant vers le sol avec le bas de ton corps

Son no.2 : ahhhh
Utiliser une voix d'émerveillement et laisser sortir le son comme s'il montait avec puissance du bas de ton ventre jusqu'à la bouche

Son no.3 : hhaaa
Utiliser une voix d'affirmation, contracter le diaphragme et expulser le son par la bouche

Son no.4 : oui *(oui à la vie, oui à votre vie)*
Utiliser une voix d'affirmation, contracter le diaphragme et expulser le son par la bouche

Son no.5 : non *(non merci centré dans le coeur)*
Utiliser une voix d'affirmation, contracter le diaphragme et expulser le son par la bouche

Son no.6 : hhaaa
Utiliser une voix d'affirmation, contracter le diaphragme et expulser le son par la bouche (répétition du son no.3)

- Réfaire chaque son huit fois avant de passer au son suivant
- Ensuite, relaxer doucement et laisser la respiration reprendre son rythme naturel calme et régulier.

Chapitre 5

Respirations qui favorisent l'harmonisation des émotions et l'harmonie globale

Respiration au point zéro

La maîtrise des émotions est plus facile lorsque nous sommes centrés dans le cœur et dans un état de neutralité : c'est ce qui est appelé « le point zéro ».

La respiration au point zéro est une respiration très simple qui peut être pratiquée jusqu'à ce qu'elle devienne naturellement un élément de maîtrise de soi pour toutes les situations de la vie.

En position assise ou debout :
- Fermer les yeux et prendre trois grandes respirations
- Dépose^r les deux mains sur le cœur
- Amener l'attention au niveau du cœur et respirer calmement
- Dire à voix haute ou intérieurement : « point zéro ».
- Continuer de respirer en conservant l'attention au niveau du cœur
- Ouvrir les yeux et continuer les activités quotidiennes

Respiration d'apaisement

Cette séquence de respiration est utile pour apporter un état de calme et d'apaisement lorsque nous sommes momentanément essoufflés ou stressé.

Étape 1
- Prendre une pause dans une position confortable
- Relâcher la tête et les épaules
- Inspirer par la bouche
- Expirer par la bouche

Étape 2
- Avec douceur, ralentir graduellement le rythme de la respiration
- Laisser la respiration s'apaiser
- Inspirer par le nez et expirer par la bouche dans un rythme 1:2 (expiration deux fois plus longue que l'inspiration)

Étape 3
- Continuer à ralentir graduellement le rythme de la respiration
- Placer une main sur la poitrine et une main sur le ventre (au hara, 2 doigts sous le nombril)
- Inspirer par le nez en gonflant le ventre
- Expirer par la bouche en pinçant les lèvres et vidant le ventre

Respiration du dauphin

Cette respiration favorise la libération des charges émotionnelles. Elle est inspirée de la façon de respirer des dauphins, avec lesquels les enfants et plusieurs personnes entrent en résonance facilement et joyeusement.

La première étape permet de libérer les surcharges émotionnelles provenant des émotions réprimées ou en perte de contrôle, et favorise un état interne plus calme. Elle peut être utilisée aussi souvent que nécessaire.

La seconde étape offre un support qui facilite le processus de guérison initié par la première étape.

Étape 1
En position assise ou debout, le dos droit :
- Amener l'attention dans le cœur.

- Inspirer l'air dans le corps entier ou dans les parties du corps que nous sentons tendues ou endolories par des charges émotionnelles
(comme les dauphins qui font le plein d'air frais)

- Retenir la respiration
(comme les dauphins quand nagent dans l'eau)

- Expulser l'air d'un coup sec par la bouche
(comme les dauphins lorsqu'ils remontent à la surface)

- Répéter le cycle trois fois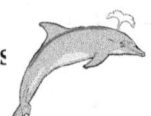

Étape 2
Choisir une position confortable, assis ou couché sur le dos :
- Mettre les deux mains sur le hara (environ deux doigts sous le nombril) et fermer les yeux

- Amener l'attention dans le hara et respirer normalement, en inspirant l'air jusqu'au bas de l'abdomen et en expirant comme si l'abdomen voulait toucher la colonne vertébrale.
Respirer de cette façon quelques minutes.

- Visualiser et ressentir un rayon de lumière vert émeraude plein d'amour qui coule et rempli entièrement votre corps, du dessus de la tête jusqu'au bout des orteils.

Respirer pour être en paix

Lorsque vous êtes remplis par cette lumière d'harmonisation, imaginer un symbole d'unité infinie ∞ dans votre cerveau, dans votre coeur, dans votre périnée, ou dans n'importe quelle partie de votre corps qui ressent de la douleur, avec l'intention que l'harmonisation continue jusqu'à ce qu'elle soit complète.

- Visualiser et ressentir un rayon de lumière blanche dorée plein d'amour qui coule et rempli entièrement votre corps, du dessus de la tête jusqu'au bout des orteils.
  Ressentir la paix et la compassion que vous recevez.
  Laisser cette lumière transformer les peurs et les noirceurs en lumière.
  Continuer de respirer normalement et libèrer l'énergie stagnante par le bout des vos doigts et de vos orteils.
  Être reconnaissant que l'Amour transforme ces énergies.

- Amener l'attention dans le coeur.
  Dire à voix haute ou intérieurement: « J'ai toujours été aimé, je suis aimé et je serai toujours aimé. Je suis Amour. Je m'aime totalement, profondément, inconditionnellement. L'Amour est ma véritable identité spirituelle. J'aime et je rayonne l'amour autour de moi. »

- Laisser quelques minutes de silence et de repos pour l'intégration.

- Ouvrir les yeux et sourire. Rester présent aux messages de votre cœur, faites de votre mieux et soyez heureux.

Respiration RAM

Le son RAM est associé au chakra du cœur. Cette respiration propose d'ouvrir le coeur à l'abondance d'amour, de paix et d'harmonie présents dans l'univers pour ramener l'équilibre dans les émotions.

En position assiste ou lotus, le dos droit :
*   Respirer normalement et vider l'air des poumons au maximum

*   Inspirer lentement en levant les bras et en accueillir l'amour, la paix et l'harmonie dans votre cœur

*   Retenir la respiration en conservant les bras levés le plus longtemps possible tout en ressentant l'harmonie en vous (sans forcer, respecter votre corps)

*   Expirer rapidement en prononçant le son RAM, et laisser tomber les bras

*   Répéter pendant cinq minutes.

Respiration du foetus

Cette respiration détend l'abdomen et le haut du corps. Elle permet de se reposer, récupérer, s'apaiser... doucement.

*   Au sol, en position foetale : genoux et bas des jambes au sol, abdomen et haut du corps déposés sur les jambes repliées, dos détendu, front au sol, bras allongés au sol de chaque côté du corps

- Inspirer en gonflant le ventre
  Expirer en dégonflant le ventre

Respiration de compassion

Cette respiration permet de libérer les émotions individuelles et collectives. La première étape propose de ramener l'harmonie à l'intérieur de soi en respirant dans les parties du corps qui sont tendues par des charges émotionnelles ou des douleurs physiques. La deuxième étape propose de rayonner la paix, l'amour, la compassion simplement, en conservant l'attention centrée dans le cœur et dans un état d'harmonie.

- Prendre trois grandes respirations
- Amener l'attention au niveau du cœur et respirer calmement

Étape 1 - En position assise, lotus ou couchée
- Amener l'attention dans le cœur ou une partie du corps tendue ou douloureuse
- Inspirer l'amour et expirer l'harmonie dans cette partie du corps

Étape 2 - En position assise, lotus ou couchée
- Amener et conserver l'attention dans le cœur
- Ressentir que vous êtes harmonie, paix, amour, compassion
- Inspirer l'amour et expirer l'harmonie
- Inspirer l'amour et expirer la paix
- Inspirer l'amour et expirer l'amour
- Inspirer l'amour et expirer la compassion

Respiration alternée

Dans le cycle normal de la respiration, qui a une durée de 60-120 minutes selon les personnes, nous respirons en alternance principalement par une narine, puis par l'autre, etc. avec une brève période de passage où la respiration par les deux narines est équilibrée.

Ce cycle favorise la purification et l'équilibre de la circulation de l'énergie dans les deux canaux énergétiques principaux du corps (les nadis Ida et Pingala) et dans le corps entier. Il favorise aussi la dynamisation et l'équilibre des deux hémisphères du cerveau.

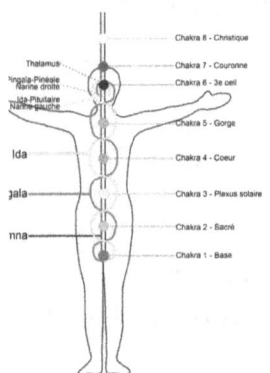

Ida va du côté gauche du 1er chakra au niveau du périnée jusqu'à la narine gauche, et Pingala, va du côté droit du 1er chakra au niveau du périnée jusqu'à la narine droite. Le 3ième canal énergétique majeur est Sushumna, au centre de Ida et Pingala.

L'harmonie de ce cycle dans le processus de la respiration, favorise l'harmonie physique, énergétique, psychologique.

Méthode de base
En position assise ou lotus, le dos droit :
· Amener l'attention au niveau du coeur
· Placer l'index droit entre les deux yeux
· Fermer la narine gauche avec l'annulaire.
· Inspirer profondément par la narine droite.

Respirer pour être en paix

- Retenir la respiration et observer.
- Fermer la narine droite avec le pouce.
- Expirer vigoureusement par la narine gauche.
- Fermer la narine droite avec le pouce
- Inspirer profondément par la narine gauche.
- Retenir la respiration et observer.
- Fermer la narine gauche avec l'annulaire.
- Expirer vigoureusement par la narine droite.
- Refaire le cycle complet pendant quelques minutes (2-15 minutes par jour, pour favoriser équilibre, harmonie et paix intérieure)
- Respirer calmement et normalement, par les deux narines et relaxer

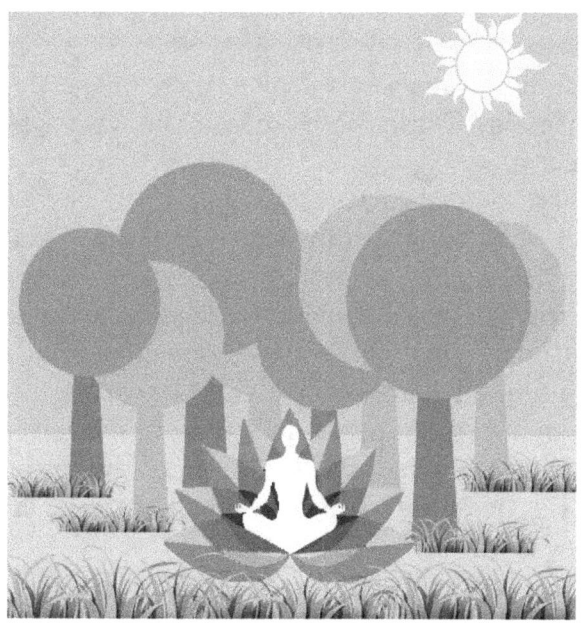

Respiration alternée de purification

Cette respiration favorise la purification des émotions dans le tube pranique et les canaux Ida et Pingala.

En position assise ou lotus, le dos droit :
- Respirer normalement
- Observer votre respiration
- Respirer en amenant l'attention au niveau du coeur
- Rentrer légèrement le menton pour étirer le cou
- Placer les doigts de la main gauche dans la main droite, paumes retournées vers le ciel, à quatre doigts sous le nombril
- Fermer les yeux pendant les respirations

En conservant l'attention centrée dans le coeur
- Visualiser trois canaux parallèles de lumière dans le corps.
  Canal no.1 - canal central, de lumière bleu ciel lumineux et ensoleillé. Dimension: environ 1 pouce (2.54 cm) de diamètre.
  Canal no.2 - canal à votre gauche, de lumière rouge
  Canal no.3 - canal à votre droite, de lumière blanche

Les trois canaux se rejoignent à la hauteur du hara (environ quatre doigts sous le nombril) en bas, et à la hauteur du 3ième oeil en haut. Le canal central continue vers le sommet de la tête et est ouvert vers l'extérieur. Les deux canaux de côtés sont retournés vers l'espace situé entre la lèvre supérieure et la base des narines.

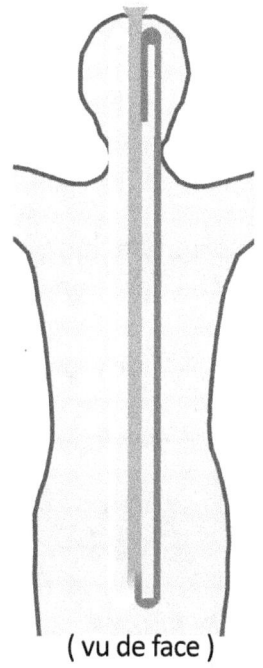

Cette représentation symbolique du canal central (bleu) et des canaux à votre gauche (rouge) et votre droite (blanc) montre la région du corps où ils se trouvent. En réalité, lors de la respiration, inspir et expir, l'énergie circule dans un mouvement sinusoidal en passant par chacun des sept chakras principaux du corps. Cela est une façon de nourrir et purifier le corps et son énergie par la respiration, lors des cycles d'inspir et expir.

(vu de face)

Respirations de purification du canal blanc

- Émotion: souvenir de colère récente, aversion, tendance à rejeter l'expérience vécue
  Contacter ce souvenir et le ressentir dans le corps, émotion et esprit.
- Presser l'annulaire droit sur la narine droite.
- Inspirer de l'air pur de couleur vert clair, par la narine gauche
- Le faire descendre dans le canal blanc à votre droite
- Expirer lentement et doucement au début, puis accélérer pour terminer l'évacuation de façon énergique
- La faire remonter dans le canal rouge
- Ressentir que le canal blanc se dégage
- Refaire trois (3) fois.

Respirations de purification du canal rouge

- Émotion: souvenir difficulté de lâcher-prise, attachement, possessivité, tendance au bavardage pour remplir le silence
  Contacter ce souvenir et le ressentir dans le corps, émotion et esprit.
- Presser l'annulaire gauche sur la narine gauche.
- Inspirer de l'air pur de couleur vert clair, par la narine droite
- Le faire descendre dans le canal rouge à votre gauche
- Expirer lentement et doucement au début, puis accélérez pour terminer l'évacuation de façon énergique
- La faire remonter dans le canal blanc
- Ressentir que le canal rouge se dégage
- Refaire trois (3) fois.

Respirations de purification du canal bleu

- Émotion: souvenir doute, manque de confiance, perte de repère. Contacter ce souvenir et le ressentir dans le corps, émotion et esprit.
- Inspirez de l'air pur de couleur vert clair, par les deux narines
- Le faire descendre dans le canal rouge et canal blanc
- Expirer lentement et doucement par les deux narines, dans le canal central bleu au début, puis accélérez pour terminer l'évacuation de façon énergique
- Expulser les obstacles par le sommet de la tête pour qu'ils se dissolvent dans l'espace
- La faire remonter dans le canal blanc
- Ressentir que le canal rouge se dégage
- Refaire trois (3) fois.

Respirations de repos

- Ressentir que les canaux rouge, blanc et bleu sont dégagés, plus ouverts et clairs.
- Conserver l'attention sur cette ouverture en continuant de respirer doucement, calmement.

Respiration cranio-sacrée

Cette respiration favorise un état de santé globale. Elle est basée sur le premier mécanisme respiratoire qui se développe chez le fœtus.

Ce premier mécanisme respiratoire comprend environ 12 pulsations légères par minute, pendant lesquelles les os du crâne expérimentent des mouvements infimes de flexion et d'extension. Ces pulsations sont maintenues après la naissance et elles peuvent être ressenties sur le crâne et le corps.

Pendant la flexion, le crâne s'élargit latéralement et raccourci en hauteur. Pendant l'extension, le crâne rétrécit en largeur et s'allonge en hauteur.

Cette respiration relie le crâne, le sacrum et diverses membranes (dont la dure-mère qui relie le crâne au sacrum) et elle favorise le mouvement du liquide céphalo-rachidien. L'intégrité de ce mouvement respiratoire de base est en lien avec l'état de santé globale.

En position couchée :
- S'allonger confortablement sur le dos
- Prendre trois grandes respirations
- Amener l'attention au niveau du cœur et respirer calmement

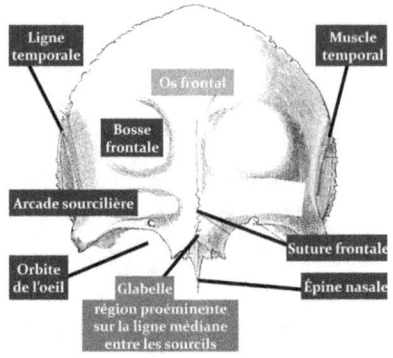

Étape 1 - Préparation
- Placer une main sous l'occiput et trois doigts de l'autre main sur la glabelle

Étape 2 - Flexion
- Inspirer profondément en pressant doucement comme pour rapprocher les deux mains et en fléchissant les orteils vers le visage

- Éloigner les mains et les déposer de chaque côté du crâne légèrement au-dessus des oreilles.

Étape 3 - Extension
- Expirer profondément en comprimant légèrement le crâne au-dessus des oreilles comme pour rapprocher les deux mains, les orteils pointés vers l'extérieur

Étape 4
- Répéter une douzaine de fois pour stimuler le mécanisme de respiration primaire.

Respiration de calme et sérénité

Cette respiration est jumelée à la stimulation d'un point d'acupression qui favorise l'état de sérénité, de joie, d'enthousiasme, de calme intérieur, de recentrage et concentration.

Le point d'acupression est le point d'acupuncture appelée « Coeur 7 », c'est-à-dire le point numéro 7 sur le méridien du coeur. Il est aussi appelé le point de sérénité.

- Prendre trois grandes respirations
- Amener l'attention au niveau du cœur et respirer calmement

- Le point d'acupression « Coeur 7 » est situé dans le pli du poignet, dans le creux de l'os pisiforme (c'est un petit os qui a une partie ronde protubérante et un petit creux du côté intérieur du bras)

Petit os rond
Os pisiforme
Point « Coeur 7 »
Point de sérénité

- En continuant de respirer calmement et profondément, en inspirant par le bouche et en expirant par le nez, gardez le poignet détendu et localisez le point de sérénité.

- En continuant de respirer calmenent et profondément, stimulez le point de sérénité en le massant pendant une à deux minutes avec des petits mouvements circulaires dans le sens des aiguilles d'une montre, avec le bout du pouce de l'autre main, en appliquant une pression suffisamment intense pour aller vers la base du petit creux de l'os pisiforme,

... OU ...

maintenir une pression sur le point de sérénité pendant 30 secondes et relâcher la pression pendant 30 secondes (répétez le cycle à quelques reprises)

... OU ...

en masser énergiquement le point de sérénité avec les bouts réunis du pouce, de l'index et du majeur de l'autre main, pendant une à deux minutes.

Note - Au début, le point de sérénité peut être sensible. Si c'est le cas, ajuster le temps et l'intensité du massage pour stimuler le point de sérénité avec douceur. Vous pourrez observer que la sensibilité du point de sérénité se dissipe graduellement avec une bonne circulation de l'énergie dans le corps.

· Masser au besoin pendant la journée.

**Rrespiration simple pour favoriser
un état plus calme et paisible**

Le processus de la respiration a une influence sur la purification et l'oxygénation du sang, et cela contribue au bon fonctionnement du cerveau et sur l'ensemble du corps.

Pour favoriser un état plus calme et paisible, amener l'attention au niveau du coeur et avec conscience et douceur :

· Déposer la main gauche sur le plexus solaire
· Déposer la main droite par-dessus la main
  gauche

Respirer pour être en paix

- Respirer calmement et profondément
- Ressentir l'expansion et la contraction du diaphragme lors de la respiration
- Ressentir un état de gratitude pour le corps et le remercier en le remplissant graduellement de lumière
- Continuer de respirer doucement

Respiration 4-4-4 et mudras pour libérer la négativité
Cette respiration favorise l'équilibre, la libération de la négativité et la récupération du corps.

En position assise ou lotus, le dos droit
- Mudra 1 : joindre le bout des pouce-index de chaque main
- Inspirer 1...2...3...4...
- Expirer 1...2...3...4...
- Repos neutre 1...2...3...4...
- Amener les deux yeux à regarder vers le centre à la base du nez entre les sourcils, puis regarder en haut et expulser la négativité par le nez, en regardant vers le bas

Refaire ce cycle successivement avec les mudras suivants avec les deux mains
- Mudra 1 - Joindre le bout des pouce-index
- Mudra 2 - Joindre le bout des pouce-majeur
- Mudra 3 - Joindre le bout des pouce-annulaire
- Mudra 4 - Joindre le bout des pouce-auriculaire
- Mudra 5 - Joindre le bout des pouce-index
- Mudra 6 - Joindre le bout des pouce-majeur

- Respirer normalement

Respiration et TAT

TAT («Tapas Acupuncture Technique») est une approche d'acupression développée par Mme Tapas Fleming (*médecine traditionnelle chinoise*), pour apaiser et dissoudre les tensions causées par le stress, les états de disharmonie, la présence de toxines physiques et mentales.

Par un contact sans véritable pression, l'approche active quelques points d'acupuncture (qui sont aussi utilisés dans la méthode EFT « Emotional Freedom Technique »). Un avantage de TAT est qu'il aide à ramener l'harmonie, même si toutes les origines, détails, façons de penser à la source des disharmonies, ne sont pas consciemment connues.

Position TAT
* Main 1 : poser l'index et le majeur au milieu du front (à la position du 3e oeil aussi appelé chakra 6) et poser le bout du pouce et de l'annulaire sur les coins internes des yeux. Paume de la main 2 : Poser à la base du crâne sur la zone occipitale, sans pression.

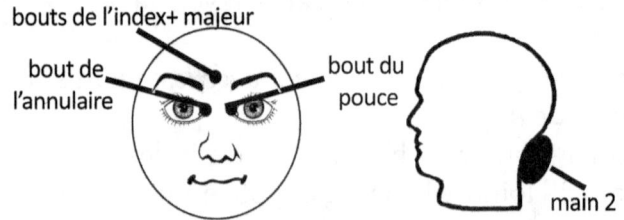

Note

Pour les enfants ou personnes sensibles au toucher, poser doucement la paume d'une main pour couvrir les 3 premiers points (C_6 + coins intérieurs des yeux) et poser la paume de l'autre main sur la zone occipitale. La première main peut être déposée délicatement sur la peau du visage ou maintenue à quelques centimètres au-dessus. Il est suggéré de boire beaucoup d'eau après une séance TAT pour aider le corps à se purifier et être bien hydraté.

Pour chacune des étapes suivantes, prendre la position TAT pendant environ 1-2 minutes (écouter l'intuition pour la durée), puis relâcher quelques instants. À chaque étape, nommer l'intention à voix haute (ou intérieurement), et maintenir la position en respirant normalement.

Intention
Cette harmonisation/guérison est pour tout mon Être et ma santé globale (physique, émotionnelle, mentale, psychique, spirituelle, énergétique). Lorsque c'est juste, elle peut avoir lieu aussi pour les autres personnes et Êtres impliqués. et elle a lieu facilement et de façon respectueuse et sécuritaire pour chaque personne.

Méthode
1. **La disharmonie**
   Cela a eu lieu. Ex: peur de..., émotion, toxine
   Concentrer l'attention sur la disharmonie
   Position TAT 1-2 minutes, Relâcher.

2. **Solution harmonieuse** (*à voix haute*)
   Ex: je centre mon attention dans mon coeur, j'écoute ma Sagesse intérieure, je respire calmement et j'ai confiance en moi pour... (pensée, parole, action juste)
   Choc/trauma : J'observe.... C'est arrivé, C'est terminé.

Maintenant je prends soin de moi.
Émotion disharmonieuse : J'amène mon attention dans mon coeur et je respire calmement, de façon régulière et tythmique. J'élève ma conscience et mon taux vibratoire, J'observe. Compassion, Douceur. J'écoute ma Lumière et ma Sagesse intérieure, J'évolue vers l'harmonie, l'unité et la paix intérieure.
Toxine : mon corps peut observer cette toxine et maintenir et/ou retrouver un état d'harmonie et de bonne santé.
Position TAT 1-2 minutes, Relâcher.

3. **Espaces à réharmoniser/guérir**
   Toutes les espaces de mon esprit, de mon corps, de ma vie où cette disharmonie a été enregistrée, se réharmonisent et/ou guérissent dès maintenant. *et/ou*

   Merci « Source, Dieu, Divin en moi... » de réharmoniser/guérir dès maintenant tous ces espaces de mon esprit, de mon corps, de ma vie où se trouve cette disharmonie,
   Position TAT 1-2 minutes Relâcher.

4. **Origines de la disharmonie**
   Toutes les causes et sources de cette expérience de disharmonie se corrigent, se réharmonisent et/ou guérissent dès maintenant. Merci.
   et/ou Merci « Source, Dieu, Divin en moi... » de corriger/réharmoniser/guérir toutes les causes et sources de cette disharmonie.
   Position TAT 1-2 minutes Relâcher.

5. **Réharmonisation/guérison**
   Toutes les parties de moi, de ma vie et de ma santé
   globale (physique, émotinnelle, mentale, psychique,
   spirituelle, énergétique) qui ont expérimenté cette
   disharmonie, se réharmonisent et/ou guérissent dès
   maintenant, vers une santé globale parfaite. Merci.
   Position TAT 1-2 minutes, Relâcher.

6. **Réharmonisation/guérison des bénéfices de
   l'expérience de la disharmonie**
   Toutes les parties de mon Être qui ont tiré un bénéfice
   relié à l'expérience de cette disharmonie, se réharmonise
   et/ou guérissent dès maintenant. Merci
   Position TAT 1-2 minutes, Relâcher.

7. **Pardonner, se pardonner**
   Je me pardonne et je pardonne à tous ceux et celles que
   j'ai blâmé en lien avec l'expérience de cette disharmonie
   (y compris « Dieu » et moi-même). Merci.
   Position TAT 1-2 minutes, Relâcher.

7. **Dire pardon**
   Pardon à tous ceux et celles que j'ai blessés en lien avec
   l'expérience de cette disharmonie. Merci.
   et/ou
   Si j'ai dit ou fait quoique ce soit qui a offensé le coeur de
   d'autres personnes, pardon. Merci.
   Position TAT 1-2 minutes, Relâcher.

8. **Observer l'état d'harmonie actuel
   Si ncessaire, refaire TAT**
   Ramener l'attention sur la situation initiale (avant
   l'étape 1). Observer. S'il reste des ressentis de

disharmonie (émotions, pensées...), refaire la position
TAT 1-2 minutes, jusqu'à se sentir dans un état de (plus
grande) paix intérieure.
Merci pour cette réharmonisation/guérison.Ressentir de
la gratitude. Merci.
Position TAT 1-2 minutes, Relâcher.

9. **Intégration**
Merci pour cette réharmonisation/guérison.Ressentir de
la gratitude. Merci.
Position TAT 1-2 minutes, Relâcher.
Changer la position des mains (la main qui était sur les
points du front et du coin des yeux va à la nuque et vice-
versa)   Merci pour cette réharmonisation/guérison.
Ressentir de la gratitude. Merci.
Conserver cette position TAT 1-2 minutes, Relâcher.

Envelopper les oreilles avec les mains.
Merci pour cette réharmonisation/guérison.Ressentir de
la gratitude. Merci.
Conserver cette position 1-2 minutes, Relâcher.

Note
Il est rare que les émotions remontent avec intensité
pendant une séance TAT.
Si cela arrive, maintenir la posiion TAT pendant I-2
minutes, et concentrer l'attention sur la respiration.
Observer l'état de calme et apaisement qui s'installe
progressivement.
Si les émotions intenses émergent à nouveau, consulter
un/une spécialiste pour être accompagné avec d'autres
approches appropriées pour vous.

Chapitre 6

Respirations qui favorisent le repos, la revitalisation et la régénération

Respiration avec la lumière, au réveil

Une façon de commencer la journée en respirant calmement, avec de l'appréciation pour le corps et en le remplissant de lumière.

En position couchée...

- Amener l'attention au niveau du coeur et respirer calmement et profondément

- En continuant de respirer calmement et profondément, amener l'attention sur les pieds, et intérieurement dire « merci pour mes pieds » et dire « lumière » en les remplissant de lumière à partir du coeur

- Continuer et successivement dire « merci » et remplir de lumière chaque partie de votre corps.
  Par exemple : pieds, chevilles, bas des jambes, genoux, haut des jambes, bassin et hanches, abdomen et les organes qu'il contient, diaphragme, thorax et les organes qu'il contient, épaules, haut des bras, coudes, avant-bras, poignets, mains et doigts, cou, tête
  Si désiré, continuer avec les différents systèmes : osseux, muscles-tendons-ligaments, excréteur, urinaire, reproducteur, digestif, immunitaire, lymphatique, cardio-vasculaire, cardio-respiratoire, respiratoire, nerveux, tégumentaire, sensoriel, hormonal, énergétique, chakras, corps d'énergie

Respiration rythmique et régénération

Cette respiration favorise l'équilibre, la revitalisation et la régénération du corps. Lorsque l'attention est centrée dans le coeur, la respiration rythmique et profonde favorise la santé et l'apaisement du corps, des pensées et des émotions.

Voici des exemples:

Rythme	Inspire	Retient	Expire	Repos
4-4	1-2-3-4		1-2-3-4	
4-4-4	1-2-3-4	1-2-3-4	1-2-3-4	
4-4-4	1-2-3-4		1-2-3-4	1-2-3-4
4-4-4-4	1-2-3-4	1-2-3-4	1-2-3-4	1-2-3-4

Respiration rythmique 4-4-4-4
En position assise ou lotus, le dos droit
- Prendre trois grandes respirations
- Amenez l'attention au niveau du cœur et respirer calmement

Étape 1
La première étape permet l'harmonisation globale du corps.
- Inspirer 1-2-3-4...
- Retenir la respiration 1-2-3-4...
- Expirer 1-2-3-4...
- Rester neutre au repos 1-2-3-4...

Étape 2

La deuxième étape permet d'équilibrer les polarités à l'intérieur des chakras et de purifier les circuits électriques du corps.

- Joindre le pouce et l'index de chaque main
- Amenez les deux yeux à regarder vers le centre à la base du nez entre les sourcils
- Levez les yeux vers le ciel
- Expulser la négativité par le nez en regardant vers le bas
- Répétez le cycle avec les différents mudras, c'est-à-dire en joignant successivement:
  - le pouce et le majeur
  - le pouce et l'annulaire
  - le pouce et l'auriculaire
  - le pouce et l'index
  - le pouce et le majeur
- Respirez normalement

Respiration rythmique de détente

Cette série de respirations conscientes aide à recentrer l'attention dans l'instant présent, et être dans un état calme et détendu.

En position debout, le corps droit tout en étant souple.
- Déposer les pieds au sol et ressentir que les talons, la plante des pieds et les orteils, sont bien en contact avec le sol

  Garder le poids du corps centré sur la plante des pieds. et ressentir d'être bien enraciné.

Respirations... repos, revitalisation, régénération

- En respirant calmement et profondément...
Laisser les bras allongés le long du corps
Laisser la tête droite et souple
Le visage est calme et détendu
Le front est calme et détendu
Les sourcils sont calmes et détendus
Les yeux sont calmes et détendues
Les tempes sont calmes et détendues
Les joues sont calmes et détendues
La bouche, la langue et les mâchoires sont calmes et détendues
Le menton est calme et détendu
Les épaules sont calmes et détendues
La colonne vertébrale est droite, souple, calme et détendue...

- En inspirant...1...2...3...4...5...6...7...
s'élever sur la pointe des pieds et fermer doucement et fermement les poings, avec les pouces sur les phalanges

- Retenir la respiration 1...2...3...4...

- Expirer 1...2...3...4...5...6...7...
et déposant doucement les pieds au sol et ouvrir les mains en conservant les bras allongs et libres le long du corps

- Repos 1...2...3...4...

- Refaire le cycle 3 fois.

Respiration du ballon
Cette respiration favorise l'équilibre de santé, l'apaisement des émotions et un état détendu.

En position allongée :
- Amener l'attention à environ 2 cm sous le nombril (hara) et visualiser un petit ballon au niveau du hara

- Inspirer lentenent et imaginer qur le ballon se gonfle et se rempli d'air

- Expirer lentement et imaginer que le ballon se dégonfle

- Répéter en inspirant jusqu'à ce que le ballon soit de la taille de votre corps, et en expirant jusqu'à ce qu'il redevienne un petit point.

Respiration de décontraction du diaphragme
Cette respiration favorise le repos et régénération du corps, surtout après une période de stress.

En position assise, le corps penché vers l'avant
- Appuyez le dos des mains sur les cuisses

- Pencher le corps vers l'avant

- Entrer les doigts sous les côtes et les ouvrir légèrement vers l'extérieur pour libérer la tension

- Respirer normalement à quelques reprises.

Respiration diaphragmatique consciente

Le diaphragme est le muscle qui sépare les poumons de l'abdomen, et qui permet l'expansion des poumons lors de l'inspiration et la contraction lors de l'expiration.

La respiration diaphragmatique consciente est une façon simple de respirer profondément, lentement (relatif à chaque personne) et avec conscience. Elle permet une bonne oxygénation du sang et favorise l'apaisement, la détente et le calme. Elle favorise aussi la stimulation du système nerveux autonome parasympathique, qui apaise le rythme respiratoire, le rythme cardiaque et la tension artérielle, et stimule l'activité du système digestif.

Pour respirer profondément avec conscience

- S'asseoir dans une position confortable et détendue

- Placer une main sur la poitrine et l'autre sur le hara (environ 2 doigts sous le nombril), pour bien sentir les mouvements lors de la respiration

- Inspirer lentement par le nez en gonflant le ventre, puis les poumons
   - la main sur le ventre s'élève avec l'inspiration de l'air - cela se fait par l'expansion du diaphragme qui s'abaisse vers l'abdomen
   - la main sur la poitrine ne bouge pas, puis elle s'élève à son tour en gonflant les poumons lorsque le ventre est gonflé

- Expirer lentement par la bouche avec les lèvres vers l'avant comme pour souffler le son « u *ou* son du vent »

Vider l'air des poumons et creuser le ventre
- la main sur la poitrine s'abaisse lorsque les
  poumons se vident
- la main sur le ventre descend et l'abdomen se
  creuse avec la sortie de l'air - cela se fait par la
  contraction du diaphragme qui s'élève vers
  les poumons

• Relaxer

• Répéter jusqu'à ce que la respiration soit calme et
  paisible.

Respiration en cas d'essoufflement
Respirer en apaisant graduellement et consciemment le
rythme de la respiration, peut être utile pour s'apaiser en cas
d'essouflement.

En cas d'essouflement...
• Prendre une pause et s'asseoir ou s'installer debout dans
  une position confortable. Par exemple:
  - s'asseoir avec le dos appuyé sur une chaise, pieds au
    sol, jambes légèrement entrouvertes, et relâcher la
    tête et les épaules vers l'avant et le bas, déposer les
    mains paumes vers le ciel et les avants-bras sur les
    cuisses
  - s'asseoir en position relâchée, pieds au sol, jambes
    légèrement entrouvertes, et relâcher la tête et les
    épaules vers l'avant et le bas, déposer les mains sur le
    ventre

- déposer un oreiller sur une table, s'asseoir devant la table, pieds au sol, et déposer la tête et les bras pliés sur l'oreiller, puis déposer la tête sur les mains
- debout devant un comptoir ou un dossier de chaise, pieds au sol, genoux légèrment pliés et jambes avec un pied devant l'autre, s'appuyer en déposant les bras sur le comptoir ou le dessus de chaise, relâcher doucement la tête et les épaules, sans pencher le corps
- debout et s'adosser à un mur, un poteau ou autre surface verticale, pieds et jambes légèrement écartés à distance confortable du mur, relâcher doucement la tête et les épaules vers l'avant

• Relâcher doucement la tête et les épaules

• Inspirer par la bouche et expirer par la bouche

• Avec douceur, ralentir graduellement le rythme de la respiration

Lorsque la respiration devient plus paisible...
• Inspirer par le nez et expirer par la bouche, et continuer en douceur jusqu'à un rythme 1-2
  (exemple: inspire 1...2...   expire 1...2...3...4...
              inspire 1...2...3... expire 1...2...3...4...5...6...)

• Continuer de ralentir graduellement le rythme de la respiration, et si désiré, déposer une main sur la poitrine et une main sur le hara (2 doigts sous le nombril)

• Continuer à ralentir graduellement la respiration

jusqu'à inspirer profondément par le nez en gonflant le ventre et expirer par la bouche avec les lèvres vers l'avant comme pour souffler le son « u *ou* son du vent »

- Continuer jusqu'à retrouver un rythme de respiration normal, naturel et confortable

- Si désiré, faire la respiration de décontraction du diaphragme pour aider à libérer le stress

- Rester dans une position calme pendant quelques minutes (5-10+ minutes).

Respiration Kapalabathi

La respiration Kapalabathi favorise le dégagement et la purification des voies respiratoires, du nez et des sinus.
Note - Faire de préférence le matin au réveil

En position assise
- Prendre trois grandes respirations et amener l'attention au niveau du cœur et respirer calmement

- Inspirer profondément en gonflant le ventre

- Retenir la respiration pendant quelques secondes

- Expirer l'air par le nez de façon très vive, en contractant l'abdomen

- Recommencer ce processus quatre à cinq fois de suite.

Respiration Chi

Cette respiration de base simple favorise la circulation de l'énergie dans le corps entier

En position assise ou debout

• Prendre trois grandes respirations

• Amener l'attention au niveau du cœur et respirer calmement

• Déposez les mains sur les cuisses

• Expirez lentement et doucement par la bouche en inclinant doucement le corps vers le sol, et soufflez comme pour souffler une bougie pour vider les poumons le plus possible

• Rester dans cet espace de repos pour la respiration pendant quelques secondes

• Inspirer calmement par le nez ou par la bouche entre-ouverte, et relevez le corps

• Retenir la respiration pendant quelques secondes, en rentrant le ventre et en restant relaxé et détendu

• Refaire le cycle de respirations pendant quelques minutes, avec un rythme détendu 3-3-3-3 ou 4-4-4-4.

Respiration énergisante
Cette respiration revitalisante favorise le renouveau d'énergie.

En position assise ou debout
- Prendre une grande inspiration et expirez profondément

- Inspirer lentement par les deux narines en écoutant le son de l'air qui entre pour remplir complètement les poumons, et prendre conscience du souffle qui rempli graduellement le ventre, les poumons, les côtes, la gorge et la tête

- Lorsque les poumons sont remplis, retenir la respiration pendant quelques secondes, dans un état décontracté et sans stress, et contractez-relâcher avec douceur les sphincters à la base du corps

- Expirer lentement pour vider les poumons.
  Cette expiration peut être faite par les deux narines simultanément, par la narine gauche seulement, ou par la bouche en faisant le son « o ».

- Refaire le cycle de respirations pendant quelques minutes, avec un rythme 1-2-1 (ou 2-4-2, 3-6-3, 4-8-4)

Respiration de guérison
Cette respiration favorise l'harmonisation des parties du corps où il y a des tensions ou douleurs.

En position assise ou couchée
- Prendre trois grandes respirations en inspirant par le nez et en expirant par la bouche
- Amener l'attention au niveau du cœur
- Fermer les yeux et continuez de respirer calmement

Étape 1
- Inspirer l'amour et expirez l'harmonie

- Inspirer l'amour et expirez l'énergie stagnante par le bout des doigts ou des pieds

Étape 2
- Respirer graduellement la lumière du Rayon Vert de guérison en sept différentes teintes

Étape 3
- Ajouter un symbole infini ∞ dans les parties du corps où il reste de la tension ou des douleurs, pour continuer le processus d'harmonisation

Étape 4
- Écouter l'intuition pour y respirer la lumière de d'autres Rayons (bleu, rose, violet, blanc-doré, doré...)

**Respiration de méditation pour harmoniser
et visiter le corps**

Cette respiration favorise l'expérience de la méditation,
l'apaisement et harmonisation intérieure.

Étape 1

- S'installer dans une position confortable
- Prendre trois grandes respirations : inspirez
  profondément par le nez et expirez lentement par la
  bouche (respiration abdominale)
- Amener l'attention au niveau du cœur et respirer
  calmement, de façon régulière et rythmique

Étape 2

- Fermer les yeux
- Inspirer et expirer normalement par le nez.
- Relaxer le corps en respirant et en amenant
  successivement la conscience dans toutes les parties
  du corps, des orteils jusqu'à la tête, pour y amener
  gratitude, amour et lumière.
  Par exemple, en inspirant, amener la conscience au
  niveau des orteils et des pieds et intérieurement dire «
  merci à mes orteils, mes pieds » et les remplir d'amour
  et de lumière. Expirez en laissant l'amour et la lumière
  les remplir, les purifier, les harmoniser. Continuer en
  remontant graduellement pour remercier et remplir
  le corps d'amour et de lumière, les purifier et les
  harmoniser.

Étape 3

- En gardant les yeux fermés, continuer de respirer
  calmement en ramenant l'attention au niveau douceur.

Respirations... repos, revitalisation, régénération

Si des pensées traversent l'esprit, les laisser passer et ramener doucement l'attention au niveau du coeur et de la respiration. Si désiré, continuer cette méditation qui invite tout doucement le silence et l'apaisement intérieur.

Si désiré, déplacer l'attention pour visiter avec conscience différentes parties du corps, puis ramener l'attention au niveau du coeur, ici et maintenant.

Étape 4

- Ouvrir les yeux
- Inspirer profondément par le nez et expirer lentement par la bouche (respiration abdominale)

Respiration du coeur

Cette respiration favorise la synchronisation des rythmes du cœur et la cohérence interne. Elle a un effet d'apaisement du système nerveux.

En position assise ou debout

* Prendre trois grandes respirations en inspirant par le nez et en expirant par la bouche

* Amener l'attention au niveau du cœur

* Fermer les yeux et continuez de respirer calmement

* Maintenir l'attention au niveau du cœur et respirez « comme si » la respiration avait lieu dans le cœur

* Se rappeler un sentiment fondamental positif et agréable (appréciation, gratitude, amour, paix, compassion, etc. (un à la fois)

* Ressentir ce sentiment fondamental dans le coeur et le laisser s'amplifier à l'infini

* Continuer de respirer en restant centré dans le cœur

* Ouvrir les yeux... pour continuer les activités dans un état de cohérence et de paix intérieure.

Respiration du cœur et du cerveau

Cette combinaison de respirations et mouvements favorise la conscience corps et de l'énergie, l'unification hémisphère droit et gauche du cerveau, du cœur et du corps, ainsi qu'une attitude positive et la création des réseaux neurologiques correspondants.

C'est un exercice de reprise du pouvoir personnel où le cœur est le chef d'orchestre et les nombreuses potentialités du cerveau sont les musiciens. Ensemble ils contribuent à enraciner, centrer et aligner la symphonie de nos vies.

Cet exercice est agréable à faire, en étant accompagné d'une musique très douce et d'une résonance joyeuse.

En position assise ou lotus, le dos droit
- Déposer les mains sur les genoux
- Fermer les yeux pendant tout l'exercice
- Amener l'attention au niveau du cœur et respirez normalement.

Étape 1
- En maintenant l'attention au niveau du cœur, inspirer l'air jusqu'au bas de l'abdomen et expirer à un rythme paisible.
- Lever les mains face à face à la hauteur du cœur, comme pour tenir un ballon.
- Amener l'attention au niveau des mains et ressentir l'énergie présente entre les mains.

Étape 2
- Éloignet les mains en inspirant

- Rapprocher les mains en expirant
- Ressentir l'énergie circuler
- Continuet de respirer et faire danser les mains avec des mouvements de rapprochement, éloignement, etc. en ressentant l'énergie circuler.

Étape 3

- Ramener doucement les mains face à face, devant le cœur
- Tracer des symboles ∞ avec les deux mains face à face devant le coeur
- Imaginer que le symbole ∞ s'installe dans toutes les parties du corps, de la tête aux pieds et que chaque cellule répond par un bonhomme sourire.

Étape 4

- Ramener doucement les mains devant le cœur pour quelques secondes, puis les déposer sur les genoux, avec les paumes orientées vers le ciel.

Étape 5

- Lever la main droite à côté du cerveau droit
- Par la paume de la main, envoyer de l'amour au cerveau droit
- Éloigner la main en inspirant
- Laisser le cerveau droit prendre de l'expansion et respirer à son tour
- Rapprocher la main en expirant
- Laisser le cerveau droit reprendre sa place en étant plus heureux et nourri d'amour
- Répéter ce cycle à plusieurs reprises
- Dire au cerveau droit : « J'aime mon cerveau. J'ai

confiance en toi. J'ai confiance en ta puissance au service de l'Amour. Je m'aime totalement, profondément, inconditionnellement. Je suis Amour. »
• Déposer la main droite sur le genou droit, avec la paume de la main orientée vers le ciel.

• Répéter l'étape 5 avec la main gauche et le cerveau gauche.

Étape 6
• Ramener l'attention au niveau du cœur et respirer calmement.
• Ouvrir les yeux, ici et maintenant avec un sourire au cœur, aux lèvres et dans chaque cellule.

Respiration d'extase et du cœur

L'état d'extase peut être généré en amenant et maintenant l'attention sur le cœur physique, avec une émotion de gratitude ou d'appréciation profonde.

Ces émotions ont un effet cohérent sur l'énergie de notre corps physique et des corps subtils, ainsi que sur le champ magnétique rythmique naturellement produit par le cœur physique.

Lorsque l'attention est concentrée sur une partie du corps physique, des corps subtils ou de notre champ d'énergie (aura), il y a immédiatement des changements subtils de l'énergie dans ces zones sur plusieurs plans de conscience.

L'attention a un effet au niveau subatomique, dans les champs d'énergie quantique et cela influence la circulation de l'énergie, la géométrie et les harmoniques intérieures.

La maîtrise du pouvoir de l'attention est une habilité précieuse pour cultiver un état d'extase et contribuer à des pas d'évolution importants.

En position assise ou couchée

- Amener l'attention dans le cœur et observer les variations subtiles de l'énergie qui circule.

- Se rappeler un sentiment de gratitude ou d'appréciation profonde (un à la fois)

- Ressentir ce sentiment de gratitude ou d'appréciation profonde dans le coeur et le laisser s'amplifier à l'infini

- Continuer de respirer en restant centré dans ton cœur

- Accueillir l'état d'extase généré spontanément lorsque l'énergie de gratitude ou d'appréciation profonde est portée par le champ magnétique du cœur vers les cellules

- Amener l'attention sur le champ d'énergie autour du corps (aura) et sur l'axe central de l'aura et du corps. Observer l'énergie qui s'étend au-dessus de la tête et au-dessous du périnée.

Respirer pour favoriser la méditation

Respirer, concentrer l'attention sur la respiration et observer le mouvement de l'air qui entre et l'air qui sort, est une façon simple de ramener l'attention dans l'instant présent pour s'apaiser et méditer.

No.1 - De préférence dans un lieu ou environnement calme et paisible...

- S'asseoir confortablement, le dos droit tout en étant souple et détendu
- Prendre trois grandes respirations profondes, en inspirant par le nez et en expirant par la bouche
- Amener l'attention au niveau du cœur.
- Fermer les yeux et continuer de respirer doucement, calmement, à un rythme régulier (exemple : 4-4-4-4 inspire, retient, expire, repos)
- Prendre conscience et observer l'air qui entre à l'inspiration et qui sort à l'expiration
- Continuer de respirer en douceur et ressentir l'état d'apaisement, de calme intérieur, d'harmonie qui s'installe progressivement
- Continuer la méditation en conservant l'attention centrée dans le coeur et en respirant doucement
- Si des pensées traversent l'esprit, s'il y a des sensations ressenties dans le corps, si on entend le bruit de l'environnement... ramener doucement l'attention sur la respiration et continuer de respirer doucement.

En amenant la conscience sur le mouvement de la respiration, tu peux aussi observer et ressentir les bienfaits des sentiments positifs et bienveillants qui favorisent la cohérence cardiaque, des sons qui favorisent l'état d'harmonie, et la conscience de ton corps pour favoriser la circulation harmonieuse de l'énergie dans ton corps.

No.2 - De préférence dans un lieu ou environnement calme et paisible...

- S'asseoir confortablement, le dos droit tout en étant souple et détendu
- Prendre trois grandes respirations profondes, en inspirant par le nez et en expirant par la bouche
- Amener l'attention au niveau de ton cœur.
- Fermer les yeux et continuer de respirer doucement, calmement, à un rythme régulier, (exemple : 4-4-4-4 inspire, retient, expire, repos)
- Prendre conscience et commencer à observer l'air qui entre à l'inspiration et qui sort à l'expiration
- Continuer de respirer en douceur et ressentir l'état d'apaisement, de calme intérieur, d'harmonie qui s'installe progressivement

Pour favoriser la cohérence cardiaque
- Se rappeller un sentiment fondamental positif et bienveillant comme la gratitude, l'appréciation, la paix, la joie, l'Amour, la compassion, etc. S'il n'y a pas de souvenir d'un sentiment fondamental positif et bienveillant qui émerge en ce moment, tu peux l'imaginer.
- Le ressentir profondément dans le coeur, puis dans le corps et le laisser s'amplifier autour de soi et à l'infini
- Continuer de respirer en restant centré dans le coeur.

Avec un son qui favorise l'harmonie
Respirer en silence. Si désiré, concentrer l'attention sur

le son A, OM, AUM ou AOUM
- Maintenant continuer la méditation en conservant l'attention centrée dans le coeur et en respirant doucement, en continuant de répéter intérieurement ces sons ou en silence.
- Si des pensées traversent l'esprit, s'il y a des sensations ressenties dans le corps, ou si on entend le bruit de l'environnement, ramener doucement l'attention sur la respiration et continuer de respirer doucement.
Si cela aide, répéter le son A, OM, AUM ou AOUM et continuer de respirer doucement.

En favorisant la circulation hamonieuse de l'énergie dans ton corps
- Si désiré, continuer de respirer en amenant successivement l'attention au niveau du hara (environ 2 pouces ou 5 cm sous le nombril), au niveau du coeur, puis au dessus de la racine du nez. Cela peut aider à ressentir plus de confiance, d'harmonie et de paix intérieure.

Respiration pour favoriser l'étirement de la colonne vertébrale et une meilleur circulation de l'énergie dans le corps

Étirement de la colonne vertébrale
En position debout :
- Allonger les bras vers le ciel
- Inspirer en rentrant le menton vers la poitrine et étirer le bout des doigts vers le ciel
- Ressentir la colonne vertébrale s'étirer
- Expirer, relaxer.

En position assise :
- S'asseoir confortablement, le dos droit et détendu.
- Déposer les mains sur les cuisses
- Inspirer lentement en étirant la colonne vertébrale comme si elle était tirée vers le haut par un fil imaginaire sur le dessus de la tête, et vers le bas par un fil imaginaire au sacrum. Ressentir le thorax s'expandre vers l'avant et le bas du dos se creuser légèrement
- Expirer, relaxer.

En position équerre :
- En position debout, allonger et déposer les mains sur une table (le corps forme une équerre).
- Inspirer en étirant le sacrum vers l'arrière
- Expirer, relaxer.

En position allongée :
- Visualiser et ressentir deux mains imaginaires déposées sur votre colonne vertébrale
- Inspirer en visualisant et ressentant les mains s'écarter

en étirant la colonne
- Expirer en visualisant et ressentant les mains se détendre et se rapprocher doucement

Respirations pour se détendre et relaxer

En position allongée :
- Inspirer profondément par le nez et gonfler le ventre
- Expirer et relâcher en se détendant de plus en plus à chaque expiration

En position allongée :
- Inspirer « relax ... » et à chaque inspiration, en amener l'attention graduellement sur chaque partie du corps, de la tête aux pieds
- Expirer« relax »

En position allongée :
- Inspirer en visualisant et ressentant le cerveau se détendre et s'expandre doucement
- Expirer en le voyant revenir à sa taille normale

Respirations pour refaire le plein d'énergie
En position allongée ou assise :
- Respirer lentement et profondément, en gonflant le ventre
- Lever les bras paumes vers le ciel
- Inspirer en visualisant et ressentant l'air entrer par les paumes de mains et descendre dans les bras. Retenir la respiration.
- Expirer en visualisant et ressentant l'air qui descend jusque dans la région du hara.

En position allongée ou assise :
- Respirer lentement et profondément, en gonflant le ventre
- Amener l'attention au niveau du coeur, puis au niveau du nez, puis dans les narines, sur la paroi supérieure
- Respirer et observer l'air qui entre et qui sort.

En position allongée ou assise :
- Inspirer l'air avec une couleur lumineuse
- Expirer et laisser cette lumière remplir le corps

En position foetale, front au sol :
- Inspirer lentement et profondément par le ventre
- Inspirer en visualisant et ressentant l'air entrer par le sacrum et monter dans la colonne vertébrale
- Expirer lentement en visualisant et ressentant cet air remplir tout doucement le cerveau.

En position assise :
(respiration qui stimule la circulation de l'énergie de la Kundalini et le nettoyage de l'énergie du corps... à faire avec

modération, sagesse et conscience)
* Inspirer et expirer rapidement et brièvement par le ventre (plusieurs fois), et à chaque inspiration, gonfler le ventre en poussant vers le bas
* Relaxer

En position allongée ou assise :
* Respirer lentement, profondément
* Penser à une sensation positive et bienveillante (souvenir ou imaginaire)
* Inspirer « j'inspire (bien-être, calme, paix, douceur...) »
* Expirer « j'expire (bien-êtrre, calme, paix, douceur...) »
* Ressentir le (bien-être, calme, paix, douceur...) remplir et nourrir le corps en douceur

En position allongée ou assise :
(respiration pour favoriser l'éveil du 3e oeil)
* Respirer lentement, profondément
* Inspirer en visualisant et ressentant l'air qui entre dans le corps par le 3e oeil (6e chakra)
* Expirer en visualisant et ressentant l'air qui sort du corps par le 3e oeil (6e chakra)

En position allongée ou assise :
(respiration pour favoriser l'ouverture du coeur)
* Respirer lentement, profondément
* Inspirer en visualisant et ressentant l'air qui entre dans le corps par le somme du crâne (7e chakra) et descend dans le corps pour remplir la poitrine
* Expirer en visualisant et ressentant l'air qui sort par le milieu de la poitrine

Respiration du Maître de sa vie
Cette respiration permet de reprendre contact avec notre pouvoir créateur et de prendre conscience que nous sommes maîtres de nos pensées, de nos émotions et de notre vie.

En position assise ou lotus, le dos droit
- Respirer normalement
- Observer votre respiration
- Faire la respiration abdominale

Apaisement des pensées
- Amener l'attention au 3ième œil, situé sur le front entre les sourcils
- Imaginer que vous êtes assis dans un fauteuil ou un trône qui vous attend au 3ième oeil
- Avec l'intention, imaginer un train en mouvement (il peut rouler, accélérer, ralentir, arrêter... doucement, apaiser le rythme du train, laissez-le ralentir, s'arrêter)
- Observer l'apaisement des pensées du mental.

Apaisement des émotions
- Amener l'attention au hara
  (environ deux doigts sous le nombril)
- Imaginer que vous êtes assis dans un fauteuil ou un trône qui vous attend au hara
- Avec l'intention, imaginer un lac avec de l'eau en mouvement (il peut y avoir des vagues, une tempête... doucement, apaiser le rythme de l'eau, laissez-la s'apaiser avec des vagues plus douces, des clapotis, puis le calme)
- Observer l'apaisement des émotions.

Maître de sa vie

- Amener l'attention au niveau du cœur
- Imaginer que vous êtes assis dans un fauteuil ou un trône qui vous attend dans le coeur
- Respirer le calme
- Avec l'intention, regarder le train... regarder l'eau... respirer...
- Observer l'apaisement intérieur
- Observer que vous pouvez observer comme un observateur neutre

L'espace sacré

- Par l'intention, déplacer l'attention dans l'espace sacré du coeur
- Par l'intention, allumer la lumière dans cet espace
- Observer, découvrir cet espace sacré
- Amener l'attention dans le petit point sacré... c'est une porte d'entrée sur votre univers intérieur... sur l'unité de la Vie...

Respiration d'unité

Cet respiration d'unité est utilisée dans plusieurs cultures et traditions sur la Terre. Elle permet de se centrer dans le cœur, s'enraciner, et s'aligner avec la « mère Terre et le père Ciel ».

En position debout...

- Prendre trois grandes respirations en inspirant par le nez et en expirant par la bouche
- Amener l'attention au niveau du cœur
- Fermer les yeux et continuer de respirer calmement

Étape 1
Se centrer dans le coeur

- Regarder ou imaginer le soleil qui brille dans votre cœur.
- Prendre le temps de le ressentir.
- Continuer de respirer en conservant l'attention dans le coeur.

Étape 2
Se relier à la « mère Terre « et s'enraciner

- En conservant de respirer avec l'attention centrée dans le coeur, regarder ou imaginer le soleil qui brille dans le cœur de la mère Terre.
- Prendre le temps de le ressentir.
- Imaginer un canal qui relie votre cœur avec le cœur de la mère Terre.
- Penser à la beauté de la Terre et ressentir l'amour que vous avez pour elle.
- Rassembler cet amour dans un petit ballon et l'envoyer au cœur de la mère Terre.

- La mère Terre a aussi beaucoup d'amour pour vous. Accueillirl'amour que la mère Terre vous envoie à son tour.
- Laisser cet amour circuler du bas de votre corps jusqu'à la tête, et continuer vers le ciel.
- Visualiser ensuite des racines qui partent de votre cœur, qui descendent dans votre ventre, vos jambes, vos genoux, vos pieds. Elles sortent sous la plante de tes pieds et descendent en se multipliant, pour vous ancrer solidement dans la Terre.

Étape 3
Se relier au « père Ciel »

- Regarder ou imaginer le soleil qui brille au centre de l'univers.
- Le ressentir.
- Imaginer un canal qui relie votre cœur avec le soleil central de l'univers.
- Penser à la beauté d'un ciel rempli d'étoiles ou d'un magnifique ciel bleu, clair et lumineux.et ressentir l'amour que vous avez pour l'univers.
- Rassembler cet amour dans un petit ballon et l'envoyer au Père Ciel au centre de l'univers.
- Le Père Ciel a aussi beaucoup d'amour pour vous. Accueillir l'amour que le Père Ciel vous envoie à son tour.
- Laisser cet amour circuler de votre tête jusque dans vos pieds et continuer vers la Terre.

Étape 4
Alignement

- Imaginer maintenant un canal de cristal qui relie le

cœur de la mère Terre, votre cœur et le cœur du Père Ciel.

- Laisser L'Amour-lumière descendre du cœur du Père Ciel jusqu'au cœur de la mère Terre, en passant par votre cœur.
- Laisser l'Amour-lumière monter du cœur de la mère Terre jusqu'au cœur du Père Ciel, en passant par votre cœur.
- Laisser l'Amour-lumière circuler dans tout votre corps.
- Vous pouvez ressentir que votre corps et votre énergie se centrent et s'équilibrent en douceur

- Prendre le temps de ressentir le bien-être qui s'installe en vous, le sentiment de sécurité, de calme, de confiance en toi et en la vie, d'amour pour toi, de paix, de joie...
- Et tout doucement, ouvrir les yeux, ici et maintenant, avec le sourire aux lèvres.

Cet exercice peut être fait régulièrement. Observer l'effet sur le bien-être et les relations avec d'autres personnes. Observer les effets sur les états intérieurs de confiance, centrage, alignement, enracinement, stabilité intérieure.

Chapitre 7

Respiration
et
cohérence cardiaque

Cohérence cardiaque

La cohérence cardiaque favorise l'harmonie de la communication entre le coeur et le cerveau, et l'harmonie des rythmes du cœur.

Il y a des chercheurs qui ont trouvé que lorsque le cœur se forme pendant la grossesse, une zone du cœur ressemble à un cerveau miniature, et le cerveau de la tête se développe un peu plus tard. Le petit cerveau du cœur guide le développement et l'épanouissement du corps. Il communique ensuite avec le cerveau de la tête par les voies qui permettent la circulation de l'énergie dans le corps, par les voies électriques du système nerveux et par les voies biochimiques des hormones et d'une multitude d'autres molécules qui contribuent à un état de bonne santé.

En harmonisant cette communication et en favorisant l'équilibre des émotions, la respiration rythmique et les sentiments positifs, il y a un centrage dans le cœur et un alignement intérieur qui se fait naturellement. Cela permet de ressentir un état de cohérence résultant de la l'harmnie de la communication coeur-tête.

Les chercheurs ont aussi montré que les sentiments disharmonieux créent des rythmes cardiaques irréguliers et inégaux, du stress et davantage de difficultés à penser clairement et à se sentir bien dans sa peau, alors que les sentiments harmonieux créent des rythmes cardiaques réguliers et doux, plus de facilité pour avoir une pensée claire, pour faire des choix qui sont bien et bons pour soi, et que cela produit dans le corps des réactions neurologiques, hormonales et biochimiques qui annulent les effets du stress.

Les sentiments harmonieux sont des sentiments comme l'Amour, la paix, la joie, la gratitude, l'appréciation, la compassion, etc.

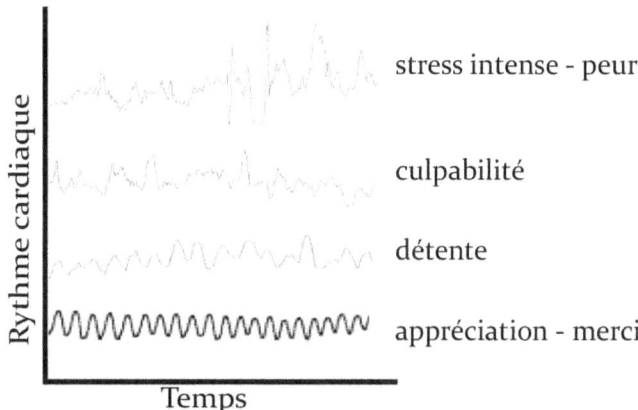

Effet des sentiments sur la cohérence des rythmes du cœur.

En ressentant un sentiment harmonieux

En ressentant un sentiment harmonieux dans le cœur, cette belle énergie est transmise par l'influx nerveux qui voyage du cœur jusqu'à une partie du cerveau qui est appelée le cerveau reptilien. C'est la partie du cerveau spécialisée pour préserver ta vie et assurer ta survie s'il y a une expérience stressante ou dangereuse. La formation réticulée est sa porte d'entrée et c'est elle qui filtre l'information qui est reçue.

Si le message que le cerveau reptilien reçoit provient d'un sentiment harmonieux, il transmet à son tour une information au système nerveux pour dire qu'il peut relaxer, apaiser le rythme cardiaque, aider le corps à se régénérer et renforcir le système immunitaire pour prendre soin de la santé.

Ensuite l'influx nerveux peut communiquer avec une autre partie de ton cerveau qui s'appelle l'amygdale du cerveau limbique. C'est la partie du cerveau qui initie les réactions émotionnelles en réponse au sentiment harmonieux qui sont ressentis dans le cœur.

À son tour, l'amygdale du cerveau limbique envoie l'influx nerveux jusqu'au thalamus, qui peut traiter l'information, activer les réflexes et coordonner l'activité du cortex cérébral.

Le cortex cérébral peut alors nommer ce que le cœur et le corps ont ressenti, et il peut influencer les émotions, qui seront exprimées ou retenues.

En ressentant un sentiment disharmonieux

En ressentant un sentiment disharmonieux dans le cœur, le signal transmis par l'influx nerveux provenant du cœur est irrégulier et incohérent.

Quand le cerveau reptilien reçoit ce message, il comprend que la personne vit une expérience qu'elle perçoit comme stressante ou dangereuse, et il communique avec le système nerveux pour lui dire d'accélérer le rythme cardiaque, contracter tes vaisseaux sanguins et aider le corps à réagir à cette situation.

Il envoie ensuite l'influx nerveux à l'amygdale de cerveau limbique qui va initier les réactions émotionnelles en réponse au sentiment disharmonieux ressenti dans le cœur.

Puis l'amygdale du cerveau limbique envoie l'influx nerveux jusqu'au thalamus qui reçoit à son tour un message irrégulier et incohérent, qu'il peut ne pas reconnaître ni comprendre clairement, et c'est souvent l'origine de plusieurs états de frustration et de négativité.

Lorsque le cortex cérébral reçoit ce message, il réagit soit en rationalisant la situation et la perception de ce qui est vécu, soit en cherchant des solutions, ou soit en raisonnant pour trouver une ou des façons de réagir pour que la personne puisse conserver son énergie (ce qui parfois peut éveiller des réactions de compétition). Parfois, si elle continue de retourner cette situation inconfortable dans sa tête, la personne peut ressentir des pensées de disharmonie, de façon plus ou moins continues ou persistantes. Cela créé un « bruit mental » qui surcharge le cerveau et peut contribuer aux difficultés d'attention, concentration, apprentissage, etc.

Il y a des études qui ont observé que plusieurs personnes qui vivent l'expérience du déficit d'attention vivent également l'expérience d'arythmie cardiaque, c'est-à-dire de la désynchronisation des fonctions du cœur. En vivant des sentiments plus harmonieux, il y a plus d'harmonie des rythmes cardiaques, et cela peut avoir un effet positif pour apaiser les émotions, et exprimer une meilleure capacité d'attention et de concentration.

Respirer pour être en paix

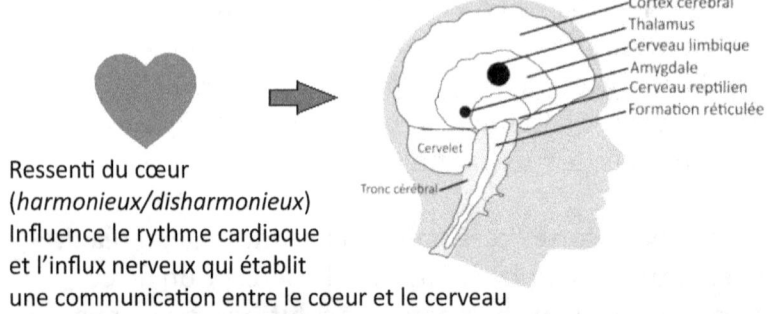

Ressenti du cœur
(*harmonieux/disharmonieux*)
Influence le rythme cardiaque
et l'influx nerveux qui établit
une communication entre le coeur et le cerveau

Sentiment harmonieux	ressenti → cerveau	Sentiment disharmonieux

• Message cohérent : harmonie
• Message au système nerveux : relaxe
• Apaise le rythme cardiaque
• Régénère le corps
• Renforce le système immunitaire
• Observateur conscient
	Formation réticulée
	Cerveau reptilien
		• Message irrégulier et incohérent : disharmonie
		• Message au système nerveux : stress, danger ou douleur
		• Accélère le rythme cardiaque
		  Réation 1
		• Action vers l'état d'harmonie
		  Réaction 2
		• Lutte
		  Réaction 3
		• Fuite (si le ressenti dépasse le seuil de tolérance ou s'il est accompagné d'une impression de « sans issue »)

• Réaction émotionnelle en réponse au sentiment harmonieux	Amygdale Cerveau limbique	• Réaction émotionnelle en réponse au sentiment disharmonieux
• Traite l'information • Coordonne l'activité du cortex cérébral	Thalamus	• Peut ne pas reconnaître le signal ni comprendre le message • Frustration et négativité
• Nomme ce que le coeur et le corps ont ressenti • Exprime ou retient les émotions	Cortex cérébral	• Rationalise, cherche des solutions, bruit mental • Exprime ou retient les émotions

Sentiment harmonieux	ressenti → coeur	Sentiment disharmonieux
Avec l'attention centrée dans le coeur...		

Avec l'attention centrée dans le coeur...

- Méditer, respirer, cohérence cardiaque
- Observer
- Conscience
- Perception d'observateur (neutre)
  - Observe la situation extérieure
  - Observe ce qui se passe à l'intérieur
- Déidentification plus facilement possible par la position de recul, d'observateur neutre
- Écouter l'intuition et le message du coeur
- Action en harmonie avec Soi, harmonie, unité et paix intérieure

Les exercices de cohérence cardiaque ont un effet positif pour aligner la communication entre le cœur et le cerveau pour générer un état de cohérence intérieure. Cela est possible par la respiration calme, régulière, rythmique, avec l'attention centrée dans le cœur, et dans un état intérieur d'harmonie, d'unité et de paix intérieure. Le ressenti de sentiment fondamental comme l'amour, l'appréciation, la gratitude, la compassion, la bienveillance, etc. est proposé pour aider à élever le taux vibratoire et l'harmonie intérieure.

Dans l'état de cohérence cardiaque, le corps ne gaspille presque pas d'énergie parce qu'il fonctionne en harmonie. Cela favorise d'autres états d'optimisme, positifs, harmonieux et lumineux, amour, paix, joie, satisfaction, apaisement, douceur, bienveillance, sagesse, chaleur dans ton coeur, facilité à sourire, rire et être heureux spontanément, naturellement, être disponible pour vivre l'instant présent, et en être témoin, etc.

Cohérence cardiaque... la base
La méthode de base est très simple.

• Prendre trois grandes respirations en inspirant par le nez et en expirant par la bouche.
• Amener l'attention au niveau du cœur.
• Fermer les yeux et continuer de respirer calmement.
• Se rappeler un sentiment fondamental positif et agréable. (Amour, gratitude, compassion, bienveillance...)
• Ressentir ce sentiment dans le cœur et le laisser s'amplifier à l'infini.
• Ouvrir les yeux... et continuer la journée dans un état de cohérence et de paix intérieure.

Dans la vie quotidienne, il peut arriver que l'état de cohérence cardiaque soit temporairement difficile à aligner et maintenir, par exemple en vivant certaines expériences avec beaucoup d'émotions. Lorsque cela se produit, il est plus facile d'installer et maintenir un état de cohérence cardiaque avec les trois étapes suivantes :

1. Améliorer la communication entre le cœur et le cerveau

2 Retrouver un état d'harmonie intérieure (apaiser les émotions, libérer les blocages émotionnels)

3. Être à l'écoute de l'Amour et la Lumière du coeur

Étape no.1 - Améliorer la communication entre le cœur et le cerveau

Quand une expérience est perçue comme stressante, le corps utilise une partie de son énergie pour réagir face au stress, et peut-être l'affronter, fuir, ou agir pour retrouver un état d'harmonie. Si une telle expérience est prolongée, le corps s'épuise plus rapidement que lorsqu'il est dans un état positif, calme et paisible.

En prenant conscience d'une telle expérience, si c'est possible et sécuritaire, faire une pause, observer et reconnaitre ce qui est perçu comme stressant, et si c'est approprié, juste (justesse) et sage, corriger la situation ou l'arrêter (stop!). Refaire l'exercice pour favoriser la cohérence cardiaque.

Je prends conscience de ce qui me stresse et j'apprends à dire STOP !

- Observer ce qui stresse : situation, pensée, parole, émotion, ressenti, réaction réflexe, quelque chose dans l'environnement, etc.
- Si c'est possible et sécuritaire, corriger la situation ou l'arrêter STOP !
- Se recentrer dans un état de cohérence cardiaque

1. Amener l'attention au niveau du cœur pendant au moins 10 secondes.

2. Respirer de façon rythmique en gardant l'attention centrée au niveau du coeur.

Cela permet de s'apaiser.
Si désiré, déposer les mains sur le cœur pour y focaliser l'attention plus facilement.
Par exemple : rythme 4-4-4-4
Inspire 1...2...3...4... retient 1...2...3...4...
expire 1...2...3...4... repos 1...2...3...4...

3. Se rappeler (souvenir ou imaginaire) un sentiment fondamental positif et agréable.
   Exemples: appréciation, gratitude, etc.
   Ressentir dans le cœur et le laisser s'amplifier à l'infini.
   Cela permet de calmer le mental et favoriser l'accès à l'intuition du cœur.

Si c'est difficile de ressentir un sentiment fondamental positif et agréable dans le cœur, il est possible que l'état de stress soit élevé ou qu'il y ait beaucoup d'émotions.

Si cela se produit, avec l'attention centrée au niveau du coeur, demander que cet état soit mis au « point zéro », c'est-à-dire qu'il soit mis au point neutre pour le cœur. Ce sera alors plus facile d'observer ce qui se passe à l'extérieur et à l'intérieur de soi. et d'être à l'écoute de l'intuition du coeur. En conservant l'attention au niveau du cœur, inspirer et expirer en douceur.

Je pratique l'état de reconnaissance et de gratitude

Dans cette situation, je suis reconnaissant/e pour... :

1. _____

2. _____

3. _____

4. Accueillir le sentiment fondamental qui émerge avec la pratique de l'état de reconnaissance et de gratitude.

5- En gardant l'attention au niveau de ton cœur, écouter l'intuition pour les actions suivantes et pour corriger ou minimiser le stress.

Si l'état de stress persiste... il y a probablement un message pour la personne. J'observe et j'accueille la réponse du coeur.

1. Amener l'attention au niveau du coeur.
Observer ce qui est inconfortable.
Observer ce qui est là (sans imaginer, juste observer de façon neutre ce qui est là)

2. Écouter l'intuition et le message du coeur.

3. Prendre conscience du ressenti avec ce qui a été entendu ou perçu par l'intuition et le message du coeur

4. Accueillir le nouvel état d'être qui émerge naturellement.

L'observation neutre, l'accueil par le coeur et l'écoute de l'intuition-message du coeur peuvent permettre une transformation intérieure, de l'état initial vers un nouvel état.

Étape no.2 - Retrouver un état d'harmonie intérieure (apaiser les émotions, libérer les blocages émotionnels)

Si certaines émotions sont observées de façon répétitive depuis longtemps, le cerveau peut y répondre par des scénarios de réactions qui peuvent paraître « automatiques » dû à la répétition.

Cette information peut être présente dans le cerveau sous la forme de réseaux de neurones. Il est possible de créer des réactions différentes en créant de nouveaux réseaux de neurones et en les utilisant de façon répétitive pour que les anciens patterns automatiques deviennent désuets et soient définitivement remplacés par les nouvelles réactions plus appropriées et bénéfiques pour la personne.

Cette deuxième étape permet de renforcer l'utilisation des réseaux de neurones qui sont positifs et sains pour soi.

Comme pour le cœur qui contient les cellules nerveuses du « cerveau du coeur », le plexus solaire a aussi son propre « cerveau » de neurones et de neurotransmetteurs. Il peut être sensible aux émotions fortes et réactions de l'estomac (exemples: nervosité, sentiment d'avoir un nœud, des papillons, des brûlements, des reflux, etc.) et du ventre (exemples : peur, nervosité, trac, diarrhée, constipation, etc.). Lorsque l'attention est amenée dans ces deux zones simultanément, le « cerveau » du plexus solaire peut s'aligner avec celui du cœur, pour calmer et apaiser les émotions et retrouver un état plus équilibré et stable, tout en restant enraciné les deux pieds sur Terre.

Pour faciliter ce processus, cela peut être utile de prendre un recul pour être un observateur neutre « au point zéro », un spectateur de cette expérience.

Exemple d'une façon d'observer
un souvenir en spectateur

- S'asseoir dans une position confortable, les deux pieds au sol
- Imaginer de s'installer confortablement dans la cabine de projection d'une salle de cinéma pour regarder le film d'une situation, qui sera projeté sur l'écran dans la salle de cinéma.
- Respirer calmement profondément.
- Amener l'attention au niveau du coeur.
- Prendre la manette du projecteur et lorsque prêt, appuyer sur la touche « en marche (*play*) » pour commencer le visionnement. En tout temps, il est possible d'utiliser la manette pour faire une pause, un arrêt
  « *stop* », reculer si cela semble nécessaire de revoir une scène, et redémarrer le visionnement, ajuster le volume du son, l'intensité de la lumière, la vitesse de visionnement.
- Regarder à nouveau si c'est nécessaire.
- Observer la respiration, et si nécessaire, ramener doucement l'attention au niveau du coeur, et respirer calmement. Graduellement, respirer plus profondément, et régénérer une respiration calme, régulière et rythmique   (ex: 4-4 inspire-expire ou 4-4-4-4 inspire-retient-expire-repos).

Cela peut aider à prendre du recul, observer de façon objective et neutre, et cela peut aussi aider à se déidentifier ou corriger les perceptions initiales. En concentrant l'attention au niveau du cœur, cela aide à se réaligner les pensées, paroles et actions de façon plus positive, harmonieuse et juste (justesse).

Observer comme un observateur neutre, en étant dans un état de cohérence cardiaque et de compassion, peut aider à désamorcer les drames et disharmonies et à faire évoluer les perceptions.

Au besoin, utiliser d'autres approches douces qui peuvent aider à harmoniser l'état d'être.

Je prends conscience des émotions récurrentes.
Je désamorce le maximum de drame possible
et je me recentre dans mon coeur

1. Prendre conscience du drame.

2. Observer l'émotion récurrente et ce qui est inconfortable dans le corps.

3. Amener l'attention au niveau du cœur et du plexus solaire. Inspirer dans cette zone pendant au moins 10 secondes. Expirer,
Inspirer de la compassion dans les émotions et les régions inconfortables du corps.Expirer. Refaire ce cycle 3 fois, en douceur.

4. S'installer dans une position confortable et prends du recul, soit en faisant comme un observateur neutre dans la cabine de projection d'une salle de cinéma

(exercice précédent) ou d'une autre façon. Observer cette expérience avec compassion, déidentification.

5. Accueillirl'intuition-message du coeur.

6. Prendre conscience du ressenti en faisant confiance à l'intuition-message du coeur.

7. Dans cette situation, « je suis reconnaissant/e pour... (nommer au moins 3 choses) ».

8. Accueillir le sentiment fondamental qui émerge dans cet état de reconnaissance et gratitude.

Étape no.3 - Être à l'écoute de l'Amour et la Lumière du coeur

En étant à l'écoute de l'Amour et la Lumière du coeur, cela permet de ressentir des sentiments positifs et bienveillants comme la joie, la paix, la douceur, l'appréciation, la gratitude, la compassion, l'appréciation, l'émerveillement, la bienveillance, etc.

En laissant l'amour et la lumière s'amplifier à l'infini, cela permet d'amener des vibrations d'harmonie et de « guérison » dans l'énergie des corps subtils, puis de rayonner de l'amour et de la lumière autour de soi.

**Je suis à l'écoute de mon coeur
et j'amplifie l'Amour-lumière à l'infini**

1. S'installer confortablement dans un lieu tranquille, fermer les yeux, et continuer de respirer dans un état calme et détendu.

2. Amener l'attention au niveau du cœur pendant au moins 10 secondes.

3. Respire de façon calme, régulière et rythmique. en gardant l'attention au niveau du cœur. (ex: 4-4 inspire-expire ou 4-4-4-4 inspire-retient-expire-repos.
Cela permet d'apaiser et de se sentir plus ouvert pour accueillir des solutions cohérentes pour le cœur et la tête.
Si désiré, placer les mains sur le cœur pour y focaliser l'attention plus facilement.

4. Laisser émerger un sentiment positif envers une personne facile à aimer, ou pour une situation positive de la vie. (exemple: amour, bienveillance, reconnaissance, compassion).
Conserver ce sentiment pendant 5-15 minutes
Cet état prolongé de communication entre le cœur et le cerveau permet au corps de se régénérer en douceur, de reprogrammer les cellules et organes vers un état de santé naturelle bienveillante, et d'équilibrer les systèmes nerveux, immunitaire et hormonal.

5. Diriger maintenant ce sentiment d'amour, bienveillance, reconnaissance, compassion, envers soi, d'autres personnes ou la Terre. Cela aide à être et rester bien enraciné les deux pieds sur Terre, en harmonie avec Soi et la Vie.

Si des pensées parasites émergent, ramener doucement l'attention au niveau du cœur, respirer calmement. Se rappeler un sentiment fondamental positif et agréable (souvenir ou imaginaire), le ressentir dans le coeur, et le laisser s'amplifier à l'infini.

6. Si désiré, noter les sentiments et intuitions qui émergent dans cet état.

7. Merci.

Chapitre 8

Respirer
et nettoyer, harmoniser
les chakras,
le corps physique
et les corps subtils

Les chakras

- Le mot « chakra » est un mot sanskrit qui signifie « roue, lumière rotative ». Il est utilisé dans plusieurs traditions d'origine asiatique pour décrire des centres d'énergie du corps qui sont décrits comme des vortex avec une forme conique. Ils ont initialement été décrits et utilisés principalement dans les enseignements de l'hindouisme puis du bouddhisme, et mis en pratique dans le yoga-kundalini, l'acupuncture, et plusieurs approches d'harmonisation énergétique. Ces connaissances et enseignements sont maintenant communiquées, enseignées et utilisées dans le monde.

- Le rôle principal des chakras est de capter l'énergie universelle (prana) et la redistribuer dans les organes du corps physique et dans les corps énergétiques.

- L'énergie universelle (prana) qui est captée par les chakras tourne comme un vortex, dans le sens des aiguilles d'une montre (vu de face).

- Les chakras sont toujours ouverts à un certain niveau, ce qui est essentiel à la vie et pour distribuer l'énergie de façon harmonieuse. S`ils sont perturbés, l`énergie circule moins bien à certain endroits du corps physique ou des corps énergétiques, et cela peut créer des déséquilibres physiques, émotionnels ou psychiques.

- Les sept chakras principaux du corps physique sont situés sur la couche éthérique autour de la tête, du front et le long de la colonne vertébrale.

- Les chakras 1, 2 et 3 sont appelés « chakras inférieurs ». Les chakras 5, 6 et 7 sont appelés « chakras supérieurs ». Le chakra 4 est le chakra du coeur et il est au centre entre le Ciel et la Terre.

- Il y a aussi des chakras secondaires aux niveaux du thymus, des oreilles, dans la paume des mains, aux bout des doigts, sous la plante des pieds, à l'intérieur des coudes et des genoux. Au dessus du chakra couronne (7ième chakra), il y a d'autres chakras qui correspondent à des niveaux vibratoires et de conscience plus élevées. Le nombre varie selon les références.

- Chaque chakra est associé à une région vertébrale spécifique, par laquelle il permet à l'énergie universelle de circuler dans le corps par les plexus nerveux, les glandes endocrines et les organes reliés à cette région de la colonne vertébrale, de la moelle épinière et du cerveau.

- Lorsque la conscience s'éveille, les chakras s'ouvrent de plus en plus et l'énergie de la Kundalini peut éventuellement remonter du premier chakra vers le sommet de la tête. Quand cela se produit, le potentiel des hémisphères du cerveau s'éveille davantage, en harmonie avec le courant d'énergie universelle, et notre dimension humaine s'harmonise et s'unifie avec notre véritable identité spirituelle divine. C'est l'étape appelée « réalisation ».

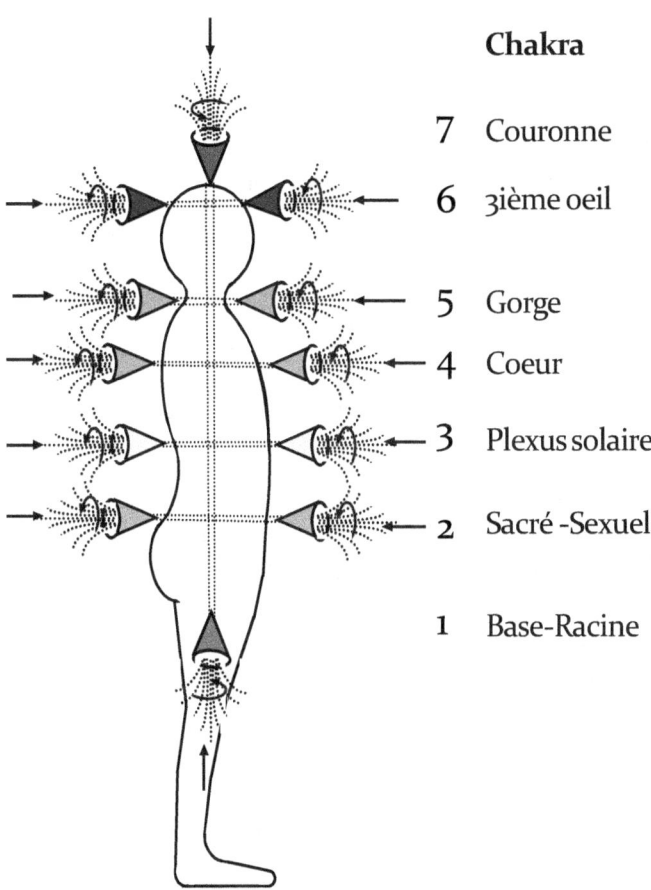

	Chakra
7	Couronne
6	3ième oeil
5	Gorge
4	Coeur
3	Plexus solaire
2	Sacré -Sexuel
1	Base-Racine

Comment l'énergie circule dans le corps

• L'énergie circule dans le corps par des réseaux appelés « nadis » ou « méridiens ». Un nadis ou méridien est un canal qui transporte le courant d'énergie dans le corps, tout comme les nerfs transportent le courant d'influx nerveaux dans le corps physique. Il y en a 72000 dans le corps physique et les corps d'énergie.

- Les trois principaux nadis (méridiens) sont:
1. Sushumna
- Canal central dans la moelle épinière.
- Polarité neutre.
- Sensibilité. Inconscient. Atemporel.
- Relié au système nerveux central.

2. Ida
- Canal à gauche de la moelle épinière.
- Polarité négative. Énergie féminine Yin.
- Réceptivité. Subconscient. Relié au temps.
- Stimule les activités créatives, artistiques, intuitives, les perceptions psychiques et extrasensorielles, la force mentale.
- Relié à la terre et aux éléments terre et eau.
- Relié au cerveau droit et son potentiel.
- Relié aux ganglions du système nerveux autonome parasympathique.
- Va du périnée jusqu'à la narine gauche.

3. Pingala
- Canal à droite de la moelle épinière.
- Polarité positive. Énergie masculine Yang.
- Activité. Conscient. Relié au temps.
- Active le corps et la force physique et oriente la conscience vers le monde extérieur.
- Relié au soleil et aux éléments feu et air.
- Relié au cerveau gauche et son potentiel.
- Relié aux ganglions du système nerveux autonome sympathique.
- Va du périnée jusqu'à la narine droite.

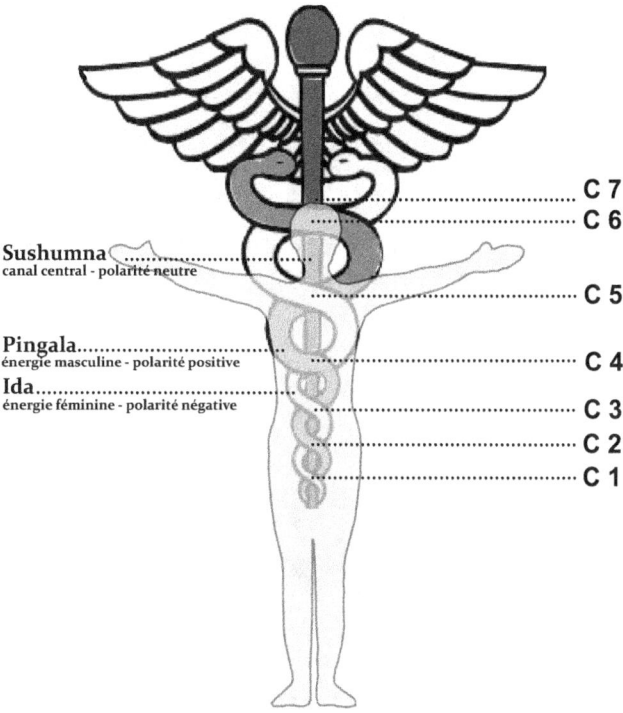

Sushumna
canal central - polarité neutre

Pingala
énergie masculine - polarité positive

Ida
énergie féminine - polarité négative

C 7
C 6
C 5
C 4
C 3
C 2
C 1

- Les nadis Ida et Pingala entourent Sushumna dans un mouvement sinusoïdal qui va du premier chakra (C1) jusqu'au septième chakra (C7). C'est ce qui est représenté par le caducée, symbole de la médecine.

- Dans la moelle épinière, il y a quatre nadis concentriques: Sushumna, Vajra, Chitra et, le plus au centre, Brahma (à travers lequel l'énergie de la Kundalini peut s'élever).

- Le courant passe alternativement à travers Ida ou Pingala à toutes les heures et demie, ce qui est la période d'un cycle de respiration par la narine gauche et la narine droite.

- Chaque point de rencontre de...
  7   nadis est un point d'acupuncture (il y en a 365)
  14 nadis est un chakra secondaire (il y en a 21)
  21 nadis est un chakra principal (il y en a 7).

- Le nombre de nadis qui amènent l'énergie dans les chakras varie de 4 pour le premier chakra jusqu'à 1000 pour le chakra couronne.

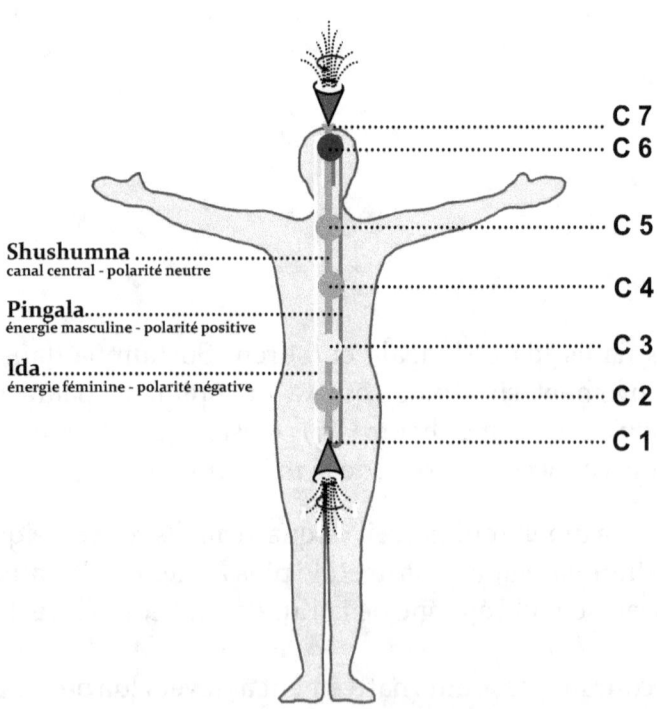

C 7
C 6
C 5

Shushumna
canal central - polarité neutre

Pingala
énergie masculine - polarité positive

Ida
énergie féminine - polarité négative

C 4
C 3
C 2
C 1

La respiration rythmique et les chakras

La respiration rythmique profonde stimule également les chakras et leur permet de mieux assimiler l'énergie de vie universelle (prana) pour la distribuer et la faire circuler continuellement à travers le corps par le réseau de nadis.

Lors de l'inspiration, les chakras tournent plus vite, ouvrant en grande leurs pétales. Ce processus permet alors de capter l'énergie de vie universelle (prana) et d'augmenter le taux vibratoire. Cela stimule l'auto-régulation du système nerveux, des glandes endocrines et des organes.

Lors de l'expiration, les chakras tournent moins vite, fermant partiellement leurs pétales. Ce processus permet la diffusion de l'énergie de vie universelle (prana) dans tous le corps, et permet la libération des toxines.

- Respirer calmement, profondément
- Doucement, amener l'attention au niveau du coeur
- Laisser émerger un sentiment d'appréciation pur et simple, comme un coeur d'enfant pur
- Continuer de respirer de façon régulière, calme, régulière et rythmique
  (ex: 4-4-4-4 inspire-retient-expire-repos)
- Amener l'attention successivement à chaque chakra et respirer calmement en observant le chakra se nettoyer et s'harmoniser.

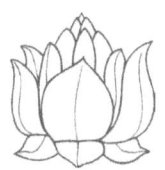

Nettoyer les chakras

Nettoyer les chakras et les réseaux de nadis (méridiens) aide à harmoniser les émotions, les pensées, le corps physique et les corps d'énergie, la circulation de l'énergie dans le corps.

- Avec l'attention centrée au niveau du coeur, nettoyer chaque chakra en commençant par la base (C_1 vers C_7 et plus).
- Cela peut se faire avec l'intention et en visualisation avec la vision du 3e oeil. Cela peut se faire en utilisant aussi des gestes de nettoyage faits avec les mains physiques, les mains de lumière, une « balayeuse ».

Activation des chakras

Au besoin, l'activation des chakras a pour but d'aider ces roues énergétiques à tourner en harmonie les unes avec les autres, en harmonie avec la Vie, d'en élever le taux vibratoire.

- Amener l'attention au niveau du cœur, et respirer calmement de façon régulière et rythmique.
- Nettoyer les chakras, un à la fois en commençant par la base. Après le nettoyage d'un chakra, harmoniser et stimuler la rotation du chakra dans le sens des aiguilles d'une montre (vu de face).
- Cela peut se faire avec l'intention et en visualisation avec la vision du 3e oeil (chakra C_6), ou avec des gestes de rotation à la fois calmes et énergiques, et faits au-dessus de chaque chakra avec la paume des mains physiques ou des mains de lumière.
- Faire cela successivement pour tous les chakras pendant environ 1-2 minutes.

L'activation peut aussi être faite dans un état bien concentré, en fixant un point devant soi et en laissant le reflet rejoindre le 3e oeil, et en lui demandant par l'intention, d'harmoniser graduellement chaque chakra. L'apprentissage de cette méthode peut se faire graduellement.

Par exemple :

Jour	Faire tourner	Durée
1	C_1	1-5 min
2	C_1-C_2	1-5 min
3	C_1-C_2-C_3	1-5 min
4	C_1-C_2-C_3-C_4	1-5 min
5	C_1-C_2-C_3-C_4-C_5	1-5 min
6	C_1-C_2-C_3-C_4-C_5-C_6	1-5 min
7	C_1-C_2-C_3-C_4-C_5-C_6-C_7	1-5 min

Respiration pour favoriser l'harmonie du corps physique et des corps subtils

Un peu à la façon des poupées russes, le corps physique est enveloppé de plusieurs corps énergétiques aussi appelés des corps subtils.

La plupart des personnes dans différentes approches de médecines holistiques s'entendent pour nommer un certain nombre de corps subtils qui sont les plus près du corps physique, comme les corps éthérique, émotionnel, mental, causal.

Parfois s'ajoutent aussi d'autres corps comme les corps christique, bouddhique, atmique, et autres corps cosmiques, qui ont tous leurs caractéristiques énergétiques.

- Avec l'attention centrée au niveau du coeur, nettoyer chaque corps d'énergie en respirant de façon calme, régulière et rythmique.
- Cela peut se faire avec l'intention et en visualisation avec la vision du 3e oeil.
  Cela peut se faire en utilisant aussi des gestes de nettoyage faits avec les mains physiques, les mains de lumière, une « balayeuse ».
- Réharmoniser et élever le taux vibratoire de chaque corps en les remplissant de lumière pure, et au besoin, de compassion, pardon, lumière de guérison. En respirant calmement avec l'attention centrée dans le coeur, voir ces énergies harmonieuses remplir chaque corps et graduellement les purifier et élever le taux vibratoire.

- - - - - - - - - - - -

Les prochaines pages proposent quelques informations sur chacun des sept chakras principaux du corps, avec quelques unes des caractéristiques, niveau de conscience, systèmes hormonaux et organes qui leur sont associés, ainsi que des suggestions d'attitudes et qualités à épanouir pour en favoriser l'harmonisation, ainsi que quelques informations sur les corps physiques et subtils.

En élevant la conscience et le taux vibratoire, et en purifiant les corps, chakras, énergies, vibrations, toute l'expérience de l'être devient de plus en plus harmonieuse, paisible, lumineuse, et rayonnante d'amour et de lumière.

Chakra 1 - C1 - Rouge

Caractéristiques
- Appelé chakra racine, de base, coccygien, Muladhara (Mul=racine, Adhara = lieu).
- Situé entre l'anus et les organes génitaux, au niveau de la 2ième vertèbre coccygienne
- Il s'ouvre vers la base.
- Point de rencontre de Ida, Pingala, Sushumna.
- Représenté par 4 pétales de lotus
  - 4 directions (nord, sud, est et ouest)
  - 4 saisons (printemps, été, automne, hiver)
  - 4 qualités de la nature (froid, humide, chaud, sec)
  - 4 éléments (terre, eau, feu, air)
  - 4 phases de la respiration
    (inspirer, retenir, expirer, reposer)
- Couche vibratoire: plan physique

Niveau de conscience
- Acceptation harmonieuse de l'incarnation
- Conscience du corps, « le temple de l'âme »
- Conscience physique
  (manger, boire, dormir, être en sécurité, avoir un toit)
- Développement du «Je», Qui je suis?
  Pourquoi suis-je ici? Quel est le sens de ma vie?
- Enracinement
- Vivre le présent, ici et maintenant.
- Apprécier la Terre, redécouvrir la beauté
- Harmonie, paix
- Conscience du sacré en tout ce qui est
- Première mission: s'observer, se reconnaître, s'aimer,

s'apprécier
- « Je suis un Être divin merveilleux et je m'aime totalement, profondément, inconditionnellement »
- Unifier notre dimension matière et spirituelle, évoluer

Siège de la Kundalini
- La Kundalini est appelée le feu sacré, l'énergie spirituelle qui s'éveille et s'élève dans le canal creux au centre de la colonne vertébrale et qui sort par le chakra couronne C_7. Lorsqu'elle s'élève, l'énergie de la Kundalini transmute ce qui n'est pas en harmonie avec notre véritable identité spirituelle. Éveil de la conscience.

Système hormonal et organes reliés à C_1
- Système hormonal: glandes surrénales
  - Les médullo-surrénales sécrètent l'adrénaline et la noradrénaline
  - Les cortico-surrénales sécrètent l'aldostérone (protège de la déshydratation) et la cortisone
- Lorsque les muscles travaillent, la glande thyroïde sécrète la thyroxine qui permet l'assimilation de l'oxygène dans les muscles. Si les muscles travaillent trop, il y a des dépôts d'acide lactiques qui sont responsables des courbatures. L'adrénaline libère ces dépôts, ce qui contribue à l'harmonie des émotions et C_1.
- Organes : anus, intestins (intégrer, lâcher prise)
- Organes d'action : pieds (avancer)
- Organe sensoriel : nez et odorat (sentir)

Harmoniser C1

- Confiance en soi
- Observateur, au point zéro
- Équilibre
- Harmonie émotionnelle
- Pureté des pensées
- Pureté des actions
- Détachement
- Donner sans attentes
- Libération

C1 en harmonie

- Force vitale
- Foi
- Joie de vivre
- Force intérieure
- Calme, confiance en soi et en la vie
- Sécurité intérieure
- Patience, persévérance, courage
- Capacité de satisfaire ses besoins et d'être en paix
- Actions en harmonie avec la vie
- Évolution
- Contribution à la communauté
- Conscience de la Source d'énergie universelle qui est plus grande que soi
- Humilité
- Aller de l'avant et observer ce qui se libère!

Chakra 2 - C2 - Orange

Caractéristiques
- Appelé chakra sacré, centre du sacrum, Svadishtana (« demeure du Soi »)
- Situé au coccyx, derrière la dernière vertèbre de la colonne vertébrale, au-dessus des organes génitaux.
- Relié au sacrum, au plexus hypogastrique et au plexus pelvien
- Représenté par 6 pétales de lotus
  - les 5 sens et le mental: relation de l'être humain aux autres êtres humains par les sens et à la Source d'énergie universelle par le mental discipliné
  - créativité au service de la destinée
- Couche vibratoire: plan énergétique éthérique

Niveau de conscience
- Conscience de notre essence paisible et éternelle, au-delà des expériences, événements et apparences
- Découverte de son identité, se recentrer et retrouver sa véritable identité spirituelle
- Se détacher du cocon familial et entrer en contact avec le monde
- Ouverture à autrui, échange, contact, famille, créativité, reproduction, imagination
- Maintien de la vie et la vitalité
- Énergie de création, énergie sexuelle, fertilité, vie nouvelle, naissance, créateur de Lumière
- L'énergie vitale provenant de C_1 nourrit le corps éthérique
- L'harmonie avec le rythme cosmique lent et profond

nourrit et régénère C2
- L'alimentation végétarienne, vivante et beaucoup d'eau régénèrent le corps physique et apaise.
- Compassion et amour de soi pour élever la conscience
- Conscience pour atteindre de la Source d'énergie universelle

Système hormonal et organes reliés à C2
- Glandes endocrines: glandes sexuelles, gonades, ovaires, testicules
- Organes du corps : reins, vessie (filtrer, libérer) et organes sexuels
- Organes d'action : mains (donner, recevoir)
- Organes sensoriels : langue, goût (goûter)

Harmoniser C2
- Se centrer dans le coeur
- Émerveillement
- Décisions pour atteindre la vérité de la Source d'énergie universelle
- Parole juste et consciente
- Créativité
- Joie
- Tolérance
- Persévérance
- Stabilité
- Partage
- Discipline pour être et rester centré sur le chemin de notre destinée
- Être en paix et compassion envers soi

C2 en harmonie

- Ouverture
- Motivation basée sur l'amour
- Amour de soi dans les relations avec les autres
- Douceur
- Couler en harmonie avec la vie
- Respect
- Harmonie avec un groupe, famille, société
- Être en paix et compassion envers les autres

Chakra 3 - C3 - Jaune

Caractéristiques
- Appelé chakra lombaire, chakra solaire, centre du nombril, Manipura (« Cité des joyaux »)
- Situé à la vertèbre lombaire, au niveau de la taille, à la hauteur du nombril, zone du plexus solaire (4 largeurs de doigts plus haut)
- Représenté par 10 pétales de lotus

Niveau de conscience
- Émotion, sentiment
- Pouvoir personnel, volonté, affirmation de soi
- Contact avec le monde extérieur et la personnalité
- Confiance et foi pour avancer sur le chemin du coeur
- Conscience orientée vers l'avenir, la réalisation des rêves du coeur, le service ...
- Développer l'auto-empathie et l'empathie
- Être dans un état d'amour-compassion, bénir
- Pensées « Amour, Lumière, Paix »
- Relié à l'énergie du soleil et du plexus solaire

Système hormonal et organes reliés à C3
- Glande endocrine : pancréas et foie (digérer, purifier, nourrir)
- Organes: système digestif, excrétoire, urinaire
- Organe d'action : anus (lâcher prise)
- Organe sensoriel : yeux, vue (regarder, observer)
- Couche vibratoire : émotionnelle

Harmoniser C3
- Amour
- Paix
- Prier, méditer
- Foi
- Volonté
- Humilité
- Sincérité
- Gratitude

C3 en harmonie
- Force intérieure
- Dynamisme
- Vitalité
- Collaboration
- Contribution positive dans le monde
- Force d'amour pour atteindre la vérité de la Source d'énergie universelle
- Dévotion et communication avec les plans supérieurs
- Respect des lois de l'univers
- Intuition
- Respect

Chakra 4 - C4 - Vert

Caractéristiques
- Appelé chakra du coeur, solaire, cardiaque, porte de l'âme, Anahata
- Situé sur la 5ième vertèbre dorsale, entre les deux omoplates, au niveau du coeur, au niveau du plexus cardiaque.
- Lieu où le son cosmique universel résonne
- Représenté par 12 pétales de lotus

Niveau de conscience
- Conscience de la vérité de la Source d'énergie universelle
- Diffusion des messages célestes pour atteindre la vérité de la Source d'énergie universelle
- Conscience que le monde peut être aimant et amical
- Transformation
- Pardonner, se pardonner, accepter d'être pardonné par la Source d'énergie universelle
- Gratitude
- Cycle complet de transformation
  - 12 mois de l'année
  - 12 signes du zodiaque
  - 12 apôtres
- Centre, équilibre entre le ciel et la Terre, les chakras inférieurs et supérieurs, de l'énergie féminine et masculine
- La fleur de lotus représente l'éveil de l'être humain: elle s'enracine dans la boue (terre), fait grandir sa tige à travers l'eau (eau), s'élève vers le soleil (feu), s'épanouie

dans l'air (air), vers le ciel (éther)... harmoniser notre dimension humaine incarnée et spirituelle
* Spiritualiser la matière et matérialiser la spiritualité

Système hormonal et organes reliés à C4

* Glande endocrine : thymus (amour inconditionnel, croissance, immunité)
* Organes: système circulatoire, système immunitaire
* Organe d'action: organes génitaux
* Organe sensoriel : peau, toucher, contact (ressenti)
* Couche vibratoire : plan de l'intuition et de l'équilibre
* L'amour guérit. L'amour épanouit. L'amour est le chemin pour atteindre la vérité de la Source d'énergie universelle

Harmoniser C4

* Respiration rythmique
* Cohérence cardiaque
* Ouverture du coeur
* Pureté de coeur
* S'aimer, aimer, être aimé
* Accepter la destinée de bonheur et de paix
* Amour de la vérité
* Soleil intérieur
* Alchimie
* Famille : rééquilibrage karmique sur le chemin de l'évolution. Le karma est terminé quand on a pardonné. Ensuite on peut aider cette/ces personnes à évoluer davantage: compassion
* Laisser les autres évoluer à leur rythme

C4 en harmonie

- Calme
- Patience
- Sérénité
- Vérité
- Amour
- Compassion
- Équilibre
- Sensibilité
- Pardon, Acceptation
- Joie
- Unité
- Douceur
- Générosité, bonté, grandeur d`âme
- Simplicité
- Appréciation, Gratitude
- S'aimer et aimer les autres
- Amour inconditionnel de l'univers
- Compassion pour l'humanité
- Pureté de l'être au service de la Source d'énergie universelle

Chakra 5 - C5 - Bleu

Caractéristiques
- Appelé chakra de la gorge, laryngé, cervical, centre de la communication, Vishuddha
(« Vi » = grand, au-delà de toute comparaison, « Shuddha » = purifié)
- Situé sur la 5ième vertèbre cervicale, au milieu des deux épaules (gorge), entre la fosse jugulaire et le larynx. Cette 5ième vertèbre est appelée la « porte du ciel ».
- Représenté par 16 pétales de lotus
- 16 : symbole relié à la connaissance du verbe, libération
- Couche vibratoire : félicité, Connaissance

Niveau de conscience
- Communication, expression, parole, gestes
- Énergie du son, du verbe, de l'expression verbale, non verbale et silence
- Transparence
- Le maître propose
- Enseignement : conscience de la parole, des gestes et du silence pour apporter compassion, paix, douceur, joie... et atteindre la vérité de la Source d'énergie universelle
- Compréhension petit à petit
- Communication avec les plans de Lumière selon notre évolution - canal
- Parole juste

Système hormonal et organes reliés à C5

- Glande endocrine: thyroïde et parathyroïde (croissance et métabolisme)
  (thyroïde : passage de l'inconscient au conscient, captation de l'oxygène par les cellules via l'action de l'hormone thyroxine)
- Organes du corps : système respiratoire (nez, bouche, cordes vocales, gorge, larynx, trachée, poumons), peau
- Organe d'action : bouche
- Organe sensoriel : oreille, ouïe
  (entendre, écouter)

Harmoniser C5

- Sincérité
- Patience
- Prudence
- Calme
- Confiance
- Ouverture d`esprit
- Observer-Observateur neutre (déidentification)
- S'exprimer, parler, écouter
- Parole juste

C5 en harmonie

- Énergie harmonieuse
- Offre à l`humanité ses oeuvres constructives sur tous les plans, intellectuel, artistique, spirituel
- Amoureux de la paix
- Concentration
- Juste équilibre
- Condition sereine

- Transparence
- Ouverture aux dimensions subtiles
- Perçeption des informations spirituelles directes capables de guider son chemin
- Aucun doute, aucune peur
- Ne se sent jamais seul
- Joie
- Indépendance intérieure
- Certitude d'un bonheur infini au-delà de la réalité humaine
- Confiance inébranlable
- Intermédiaire pour transmettre la sagesse
- Bonté
- En harmonie avec le divin, l'ordre cosmique et la spiritualité
- Expérimente l'état de conscience supérieure de la félicité dans lequel n'existe plus aucune trace de désirs, émotions, sentiments, mémoire, ego....
- Médiateur entre le monde et les plans de Lumière, et sa médiation passe par la Parole.

CHAKRA 6 - C6 - Indigo

Caractéristiques

- Appelé : chakra de la conscience, chakra indigo, chakra frontal, Ajna (commande, autorité, pouvoir illimité), chakra du commandement, 3e oeil, oeil de sagesse
- Situé au milieu du front, entre les sourcils, un doigt au-dessus de la racine du nez
- Représenté par 2 grands pétales qui ont chacun 100 minuscules pétales de lotus blanc lumineux. Les 2 grands pétales représentent la glande pituitaire, et l`aboutissement de Ida à gauche et Pingala à droite.
- Couche vibratoire : austérité

Niveau de conscience

- Om est le son primordial
- Conscience
- Connaissance de l`Essence
- Accès aux vérités subtiles
- Illumination
- Vision 3e oeil
- Purification
- Harmonie Corps-Âme-Esprit
- Équilibre des polarités et unité intérieure (haut-bas, gauche-droite, avant-arrière, horizontal-vertical, féminin-masculin, femme-homme, Yin-Yang, Ida-Pingala, ciel-terre, ombre-lumière, vie-mort, plein-vide, visible-invisible, etc...). Accepter ou chercher à reconnaître la perfection divine où tout a une place noble et parfaite. Chaque polarité est un reflet du pôle correspondant (ce qui ne veut pas dire opposition,

conflit, séparation). Nous sommes Un dans la diversité.
Réconciliation, pardon. Se reconnaître.
- Principe féminin. attribué à la Mère, matrice génératrice de vie, pour donner naissance.
- « *Mort* » de la personnalité humaine, purification, élévation de la conscience et du taux vibratoire.
et naissance d'un nouvel être en harmonie avec sa vibration divine.

Système hormonal et organes reliés à C6
- Glande endocrine : pituitaire (hypophyse)(dirige toutes les glandes endocrines, assure l'équilibre et règle les sécrétions des glandes, rôle dans la croissance spirituelle, la volonté, la droiture, l'harmonie des chakras, l'illumination (pituitaire C6 et pinéale C7)
- Intuition, concentration, mémoire (système nerveux, cervelet, bulbe rachidien, hypophyse, système d`équilibre)
- Puissance de direction des autres chakras
- Organe d`action : (il n`y en a plus)
- Organe de connaissance/sens: (il n`y en a plus)
- Sens prédominant : (il n`y en a plus)
- Couche vibratoire : au-delà de toutes les Koshas d`incarnation, à un rythme cosmique au-delà de l`humain
- Région vertébrale : tout le corps, tête
- Plexus nerveux : plexus caverneux, au niveau du point entre les sourcils

Harmoniser C6

- Conscience
- Méditation
- Se connaître
- Se reconnaître
- Visualisation précise par le 3ième oeil
- Justice divine
- Persévérance
- Bon sens
- Droiture
- Indépendance
- Intelligence vive
- Autonomie par rapport à un maître spirituel
- Conscience de la beauté intérieure
- Détachement des illusions

C6 en harmonie

- Unité intérieure
- Pureté
- Innocence, réalisation
- Humilité
- Compassion
- Intuition
- État de perfection
- Témoin neutre sans jugement ni critique
- Communion intime avec les lois de l`univers
- Conscience de la parole juste
- Autonomie
- Discipline
- Optimisme
- Observateur, en harmonie avec Soi
- « Canal clair et pur »

- Amour et Lumière cosmique de l'état divin
- Chakra utilisé pour la guérison, transmission d'`énergie dans le respect du plan divin
Permet traitement à distance par télépathie, et utilisation sage du 3e oeil.
- Relié au « maître intérieur »
- Énergie de Ida et Pingala reliée au temps et à l'espace.
- Cycle d'alternance de la respiration : environ 1 1/2 heure, entre la narine droite (cerveau gauche/Pingala) et la narine gauche (cerveau droit/Ida). Dans la conscience de C6, le canal Sushumna entre en action tandis que Ida et Pingala se ferment, et la personne est dans un état « atemporel ». La respiration et le mental sont calmes, paisibles, et dans un état de « maîtrise parfaite ». Perceptions et compréhension du passé, présent, futur. Ralentissement des fonctions physiologiques. et apparence du corps qui ne vieillit pas.

CHAKRA 7 - C7 - Violet

Caractéristiques
- Appelé : chakra couronne, chakra crânien, chakra du sommet de la tête, Sahasrara (Sahasra = mille, ara = pétale de lotus, demeure sans support), chakra aux 1000 pétales
- Situé sur la petite protubérance, au sommet de la tête, à l'emplacement de la grande fontanelle qui se ferme vers l'âge de un an chez les enfants
- Porte d'accès au monde divin

Niveau de conscience
- Essence pure
- Reconnection avec le divin
- Représenté par un lotus aux 1000 pétales de toutes les couleurs de l'arc-en-ciel
- Supraconscience
- Région vertébrale : cerveau, tête
- Plexus nerveux : sommet du crâne, au niveau de la fontanelle des nouveaux-nés
- Plan : Vérité, Réalité

Système hormonal et organes reliés à C7
- Glande endocrine : glande pinéale (épiphyse) (lien entre les plans subtils et le corps physique de l'être humain)
- Bouche
- Cerveau
- Cervelet
- Oreille

- Système osseux
- Système nerveux
- Thyroïde
- Yeux

Harmoniser C7

- Patience
- Tendresse
- Purifier le corps
- Élever conscience et taux vibratoire
- Conscience spirituelle

C7 en harmonie

- Spiritualité
- S'il est à un niveau très ouvert, C7 émet une lumière jaune éblouissante, couvrant la moitié supérieure de la tête lorsque la personne arrive à un niveau de transcendance. Cette vibration se propage à tous les organes en élevant leur taux vibratoire.
- Utilise le libre arbitre à bon escient
- État de méditation (saints de lumière, grands maîtres, guérisseurs, chamans, alchimistes)
- Peut réaliser des « miracles » et matérialisations spirituelles
- Clairvoyance par l'éveil de la glande pinéale et pituitaire, et du pont qui les relie et les relie au système nerveux central (SNC)
- Conscience et discernement de ce qui est Vérité dans les textes sacrés
- État de béatitude
- Taux vibratoire élevé, énergie lumineuse
- Silence plein de joie et de vie

- Rempli et enveloppé de lumière
- Rayoonement de paix, amour et sagesse
- Accès aux connaissances de la création
- Fin du cycle des incarnations
- Le temps divin est patient

Corps physique et corps subtils

- Le corps physique est le corps qui permet d'expérimenter la vie sur Terre. Il est aussi appelé corps ou temple sacré.

- Le corps éthérique aussi appelé double éthérique ou corps vital. Il est visible comme une énergie lumineuse blanche autour du corps. Il peut être photographié par la méthode Kirlian. Il contient des informations emmagasinées par les sens.

- Le corps émotionnel est visible comme une aura colorée, dont les couleurs varient selon l'état et les émotions. Il peut être photographié par la méthode Kirlian. Il contient des nadis dans lesquels l'énergie et le prana circulent. Les pensées positives et sincères d'appréciation, de joie, paix, partage, ... ont un effet positif et harmonisant sur ce corps d'énergie et les émotions.

- Le corps mental a deux niveaux. Le corps mental inférieur contient de l'information perçue par les organes sensoriels ainsi que les raisonnements et façons de penser. La respiration harmonieuse, l'amour, la lumière, le pardon... aident à l'harmoniser et restaurer sa pureté. L'attention centrée vers l'intérieur aide à se libérer des distractions sensorielles et à ramener l'harmonie intérieure. Le corps mental supérieur est relié à la Connaissance et à l'Intuition du coeur. Il est relié à des niveaux de conscience plus élevés et il a un taux vibratoire plus élevé aussi. La guérison de l'ego permet à ce corps de devenir de plus en plus harmonieux et lumineux. Cela est observable chez les Saints, Êtres de Lumière, Maîtres spirituels.

- Le corps causal. lorsqu'il est en harmonie, peut avoir des vibrations très élevées et une aura très grande et lumineuse. C'est un corps rayonnant chez les grands Maîtres spirituels, Saints et Êtres de Lumière. Il contient des informations sur les expériences de causes et effets, les actions et les communications. Il est relié au plan du Saint-Esprit.

- Les corps christique et bouddhique contiennent des vibrations d'harmonie, de Lumière, d'Amour inconditionnel, de Sagesse, de Compassion, reliées aux niveaux des conscience respective de Christ et de Bouddha.

- Le corps atmique contient des informations pour l'harmonie et l'évolution de l'âme de chaque personne.

Références

Enseignement traditionnel
• Hatha yoga
• Dahnhak yoga
• Dalaï Lama

Formations
• Massothérapie et réflexologie, 1985
• Qi Gong - Danielle Laferrière, 1988
• Djembé - Louis Bellemare, 1998
• Fleur de vie - Rachel Pelletier,
• Living in the heart - Drunvalo Melchisédech,
• Sound healers trainers - Tom Kenyon,
• Thérapie par l'Énergie Universelle - M.Poirier, D. Savoie, 1995
• Les chakras - Henriette Doré-Mainville, 1995
• Programmation Neuro Linguistique

Livres et publications
• L'éveil du corps sacré - Tenzin Wangyal Rinpoche, Éditions ADA, 2012
• HeartMath Institute - articles sur la cohérence cardiaque
• La respiration, dimension spirituelle et applications pratiques - Omraam Mikhaël Aïvanhov, Éditions Prosveta, no.303, 2010
• La relaxation pour ensoleiller le quotidien - Geneviève Manent, Ed. Le Souffle d`Or, 1995
• Écoute ton corps - Lise Bourbeau
• Transformez votre vie - Louise Hay, Ed.Vivez Soleil, 1989
• Éveils, méditations et visualisations, par Farida Benet (Méditations guidées sur les chakras)
• Visualisations, par Geneviève Manet (La relaxation pour ensoleiller le quotidien)
• ABC des chakras - Dominique Lecroq

Références

- A TAPAS acupressure technique booklet -
Tapas Fleming, 2011, www.TATlife.com

Références web

- http://www.poumon.ca/diseases-maladies/copd-mpoc/breathing-respiration/index_f.php
- http://dictionnaire.doctissimo.fr/definition-respiration.htm
- http://www.federationyoga.qc.ca/page-respiration-solaire-bastrika.html#bhramarin
- www.arcturius.org, 2014
- www.respiration-et-conscience.com/respiration-alternee/
- http://elishean-portesdutemps.com/les-nadis-et-les-liens-entre-le-corps-et-les-centres-denergies/
- http://www.guidedeschakras.com/12-chakras/
- http://elishean-portesdutemps.com/les-12-chakras-atlantes/
- http://sophromob.over-blog.com/article-6678045.html
- http://www.psy.be/psycho/therapie/tapas-acupressure-technique-tat.htm
- http://ekongkar.yoga/?page_id=5014
- https://fr.wikipedia.org